中国医药卫生事业发展基金会项目资助

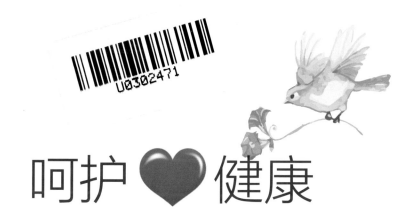

# 呵护 ❤ 健康

**主　编**　刘梅林

**编　委**（按姓氏笔画排序）

王禹川　　田清平　　付志方　　冯雪茹　　刘　美　　刘梅林

刘梅颜　　刘雯雯　　杜佳丽　　李嘉欣　　张　晶　　张志刚

张雨濛　　陈亚红　　陈夏欢　　范　琰　　周伟炜　　郑　琴

耿　慧　　倪莲芳　　黄　波　　梁文奕　　韩晶晶　　焦红梅

**主编助理**　　梁文奕　　刘雯雯

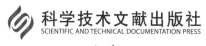

科学技术文献出版社

SCIENTIFIC AND TECHNICAL DOCUMENTATION PRESS

·北京·

**图书在版编目（CIP）数据**

呵护健康 / 刘梅林主编. —北京：科学技术文献出版社，2019.9
ISBN 978-7-5189-5995-2

Ⅰ.①呵… Ⅱ.①刘… Ⅲ.①心脏血管疾病—防治 Ⅳ.① R54

中国版本图书馆 CIP 数据核字（2019）第 182137 号

# 呵护健康

策划编辑：孔荣华 胡 丹 责任编辑：胡 丹 责任校对：张吲哚 责任出版：张志平

| | |
|---|---|
| 出 版 者 | 科学技术文献出版社 |
| 地 址 | 北京市复兴路15号 邮编 100038 |
| 编 务 部 | (010) 58882938，58882087（传真） |
| 发 行 部 | (010) 58882868，58882870（传真） |
| 邮 购 部 | (010) 58882873 |
| 官 方 网 址 | www.stdp.com.cn |
| 发 行 者 | 科学技术文献出版社发行 全国各地新华书店经销 |
| 印 刷 者 | 北京地大彩印有限公司 |
| 版 次 | 2019 年 9 月第 1 版 2019 年 9 月第 1 次印刷 |
| 开 本 | 710×1000 1/16 |
| 字 数 | 282千 |
| 印 张 | 18 |
| 书 号 | ISBN 978-7-5189-5995-2 |
| 定 价 | 68.00元 |

# 序 言

　　七月的京城，恰逢己亥年盛夏，又是一个品茗读书的大好时光。有幸收到老友刘梅林教授的科普书《呵护♥健康》的校样，她希望笔者能为该书作序。承蒙刘教授的不弃，给了自己一个先睹为快的学习机会。平心而论，年近花甲的自己虽医学院校科班毕业，并已经在为人作嫁的医学期刊领域服务于杏林逾三十载，但对心血管这一日新月异的前沿领域的最新进展所知甚少，就医学科普而言也是门外汉。然而，作为相交多年的挚友，恭敬不如从命。拜读之后，笔者不仅开阔了视野，获得了心血管领域的最新知识，而且更为钦佩她所领衔的团队为心血管疾病科普所做出的艰辛努力。

## 热心科普的业界精英

　　刘梅林教授多年来从事心血管疾病的临床、教学及科研工作，对冠心病、血脂异常、高血压、高尿酸血症、血栓性疾病的诊治有着极为丰富的临床经验，尤其擅长老年心血管病的诊疗工作。其科研的主攻方向为动脉粥样硬化性疾病的临床及发病机制研究，近年来研究成果颇丰。完成了科技部重大新药创制科技重大专项"参元胶囊治疗冠心病的新药研究"，主持国家国际科技合作专项项目"评估阿司匹林疗效的基因诊断系统研发"，国家"十二五"支撑项目"特殊人群治疗风险及策略的临床转化医学平台研究"，先后获得多项国家专利授权。参与多项行业共识和指南的制定，作为主要执笔人完成了"中国血脂异常老年人使用他汀类药物的专家共识""老年高血压诊断与治疗的中国专家共识""中国女性心血管病预防专家共识""绝经期女性血脂管理专家共识"等。作为第一或通信作者在国内外发表专业论著近300篇，并主编多本心血管领域的教材。除了日常繁忙的临床诊疗工作，她在多个心血管专业学术组织任职，是多个专业杂志的编委。尽管临床和科研任务繁重，作为一位热心科普的业界精英，她积极投身有益于普罗大众的健康公益活动，对心血管领域的健康科普情有独钟，曾出版过多本科普书籍。今天，她带领自己的北大团队、借助当今国际上最新的科研成果，精心打造的《呵护❤健康》一书的付梓，更是彰显了一位临床专家挥之不去的科普情怀。

## 医学前沿的通俗科普

通过潜心拜读，自己深刻感受到刘教授领导的这支博学识广的高素质科研团队的独具匠心，他们不仅对临床和科研工作倾心投入，对心血管科普工作情有独钟，而且乐此不疲地沉浸其中。在这本书中，作者们从认识心血管系统及动脉粥样硬化性疾病开始，以通俗易懂的语言向读者介绍了心脏这一人体发动机和维持生命的通道——血管系统的构造及功能，通过描述人体衰老相关的心脏变化，提醒人们动脉粥样硬化性疾病是危及人类健康的无声杀手。本着"上医治未病"这一预防重于治疗的理念，本书在内容编排上也独具匠心。在开篇伊始，主编就将预防疾病的重要内容放在凸显的章节，向读者传递了保持健康生活方式是防患于未然的重要措施这一理念，并给出维护人类健康最基本的治疗方法。不仅如此，本书还系统地介绍了临床常见的心血管疾病及其相关的危险因素，并扼要介绍了心血管疾病治疗的常用药物及常规的检查方法。

## 专业指导的护心之道

依笔者愚见，对学识渊博、医术精湛的专家而言，从事驾轻就熟的医学临床和科研工作与撰写大众喜闻乐见的科普作品，在本质上差异巨大，即使投入相同的精力，其获益依旧存在天壤之别。这就是为何杏林大家中热心医学科普创作者鲜见，导致我国医学科普创作中有"高原"无"高峰"、缺乏精品力作的根源所在。非常感谢刘梅林教授及其领衔的这支高水平且乐于通过科普创作奉献爱心的团队，以实际行动积极响应中央"以促进大众健康而营造和谐社会环境"的号召，在日常繁忙的治病救人之余，牺牲自己宝贵的休闲和度假时光，携手同行、和衷共济，通过不懈的努力而呈现给普罗大众的一部医学科普精品。抚今追昔，尽管无数的史料可以证实医学与文学同根同源，弃医从文而成绩斐然的人中骐骥层出不穷，但窃以为对本书的作者们而言，杏林出生加之精力有限，依照出版专业的工匠精神来要求，书中白璧微瑕之处一定在所难免，敬请广大读者不吝指教。笔者坚信，以刘教授为首的北大人必定拥有闻过则喜的胸怀，希冀再版之日一并改正。

掩卷遐思，受人之托，匆匆浏览，难以深思熟虑，何况心血管非笔者之专长，或许由衷的敬佩之情无以切实言表，在学习之余的妄言必有挂一漏万之处，敬请读者大力斧正。但无论如何，值本书付梓之际，对这一有利于大众健康之举，依然要深表祝贺。

是为序。

游苏宁

2019 年 8 月 20 日于京城

# 前 言

## 呵护健康 从心开始

心血管疾病是威胁人类健康的头号杀手，是致残、致死的首要原因。我国每 5 例患病死亡者中就有 2 例死于心血管疾病。近年来，我国心血管疾病的患病率呈持续上升趋势，患病人数约为 2.9 亿，具有心血管疾病相关危险因素的人群迅速增加，心血管疾病的防控工作任重道远。

作为一名长期在临床一线工作的心血管专业医师，积累了丰富的临床经验，也目睹了大量心血管疾病导致的人间悲剧，越来越感悟到"大医治未病、防患于未然"的意义所在。在此，携手北京大学第一医院老年内科的专业团队，把我们的临床经验与国内外最新的研究成果结合，把团队的智慧凝聚于这本医学科普书籍。我们力求以通俗易懂的方式向读者介绍人体心血管系统的生理结构与功能、动脉粥样硬化性心血管病的发生机制、健康生活方式对维护心脏健康的重要性、常见心血管疾病及其主要危险因素的诊治策略、心血管疾病及其相关疾病的诊疗技术、心血管疾病治疗的常用药物等内容。

呵护 ❤ 健康

    本书通过对国内外学术进展的知识更新，旨在帮助公众树立心血管疾病防治的现代理念。本书兼具科学性和可读性，是一本促进大众健康的科普读物和健康宣教的辅导教材，有助于读者在医疗信息爆炸的年代萃取精华。

    本书写作中的不足之处烦请广大读者不吝赐教，我们将虚心接受并在再版时加以改正。

2019 年 7 月 16 日于北京

# 目 录

# 呵护 ❤ 健康

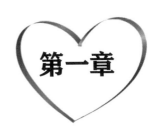

# 第一章

# 认识心血管系统及动脉粥样硬化性疾病

21世纪之初，心血管疾病已成为人类死亡的首要原因，2015年约有1500万人死于缺血性心脏病和脑卒中，约占全球死亡人数的26.60%，心血管疾病已成为全球性的重大公共安全问题。随着我国经济发展及人民生活水平的提高，尤其是人口老龄化及城镇化进程的加速，我国心血管疾病的总发病率和死亡率呈显著上升趋势。目前，心血管病引起的死亡已占我国城乡居民总死亡原因的首位，农村占45.01%，城市占42.61%，已超过许多发达国家。

## 第一节　心脏——人体的发动机

心脏位于胸腔内，体积大小如同自己的拳头，是人体最重要的器官之一，其和血管组成了人体的循环系统，使人体获得氧和营养物质，排出代谢产物。心脏包括心肌细胞、瓣膜、传导系统、冠状动脉和冠状静脉。心脏犹如循环系统的泵，通过心肌的规律收缩和舒张，把血液推送至全身各个器官；心脏瓣膜犹如阀门，保证血液沿一定方向前行；传导系统犹如电线，负责心脏的兴奋和传导；而冠状动脉血管则相当于发动机的油管，是心脏的能量来源，为心脏提供血液和氧，从而保证心脏的持续跳动。一旦心脏"休息"或"罢工"，意味着人的生命将终止。

> **小贴士**
>
> 通常情况下，心脏以每分钟 60 ～ 80 次的速度跳动，按平均每分钟 75 次计算，一天跳动约十万八千次；每分钟大约排出 5000ml 血液，并连续不断输送到全身各处。

## 心脏的位置

心脏位于人体胸腔的前下方，形似倒置的、前后略扁的圆锥体（图 1–1）。钝圆的心尖指向左前下方，心底朝向右后上方，外面裹以心包膜。心脏的位置偏左，约 2/3 位于胸骨中线的左侧，1/3 位于中线的右侧。心脏的前面大部分被肺和胸膜所遮掩，向上与上腔静脉、升主动脉和肺动脉干相连，两侧是神经、血管、胸膜腔和肺，后方是食管、迷走神经、胸主动脉等。

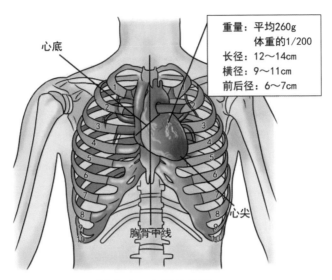

重量：平均260g
体重的1/200
长径：12～14cm
横径：9～11cm
前后径：6～7cm

心底

心尖

胸骨中线

图1-1 心脏的位置

# 心脏的构造

心脏被心间隔分为互不相通的左、右两半，每半又各分为心房和心室，总共4个腔室。右心系统流动的是静脉血，左心系统流动的是动脉血。正常情况下，动静脉血互不混淆。血液只能由心房流向心室，心房和心室交替收缩与舒张，驱动血液在心血管系统中流动，周而复始。心腔以瓣膜相隔，随着心脏的收缩和舒张而开放和关闭，心脏瓣膜通过腱索、乳头肌与心肌相连，可顺流而开启，逆流而关闭，保证血液定向流动。左心房和左心室之间为二尖瓣，左心室和主动脉之间为主动脉瓣，右心房和右心室之间为三尖瓣，右心室和肺动脉之间为肺动脉瓣。全身静脉的血流通过上、下腔静脉进入右心房。右心室舒张，三尖瓣开放，右心房的血液进入右心室。右心室收缩，肺动脉瓣开放，右心室将血液泵入肺动脉，进入肺循环进行氧气交换，变成富含氧气的动脉血。然后血流汇总至肺静脉，进入左心房。左心室舒张，二尖瓣开放，富含氧气的动脉血进入左心室。左心室收缩，主动脉瓣开放，左心室将血液泵入主动脉，流向全身各器官。心脏结构与血流示意见图1-2。

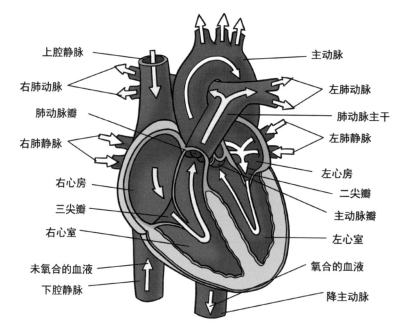

图 1-2　心脏结构与血流示意

上腔静脉　主动脉　右肺动脉　左肺动脉　肺动脉瓣　肺动脉主干　右肺静脉　左肺静脉　右心房　左心房　三尖瓣　二尖瓣　右心室　主动脉瓣　左心室　未氧合的血液　氧合的血液　下腔静脉　降主动脉

## 左心房

从身体前面向后看，左心房是四个腔室中最靠后的一个心腔，前方有升主动脉和肺动脉，后方与食管相毗邻。左心房向左前突出的部分，称之为左心耳，内壁因有梳状肌而凹凸不平，血流缓慢时在此处容易形成血栓。左心房壁比较光滑，两对肺静脉开口于此，在肺内经过气体交换富含氧气的动脉血通过肺静脉进入左心房。

## 左心室

左心室呈圆锥形，室壁厚 9～10mm，是右心室壁厚度的 3 倍，也是心脏各腔室中肌层最厚的一个腔。左心房与左心室间由二尖瓣隔开。二尖瓣由前瓣及后瓣组成，基底附着于二尖瓣环，游离缘垂入室腔。左室内有两组乳头肌，即前乳头肌和后乳头肌，每个乳头肌发出多支腱索与二尖瓣瓣膜及瓣膜间的联合相连，通过乳头肌的收缩与腱索的牵拉使二尖瓣在心室收缩期关闭，防止血液进入左心房。左心室流出道的出口为主动脉口，其周围的纤维环上有主动脉瓣附着，主动脉瓣有 3 个瓣叶，其游离缘朝向主动脉腔，心室收缩时瓣膜开放，血液由心室射入主动脉以供给全身的动脉系统。

## 右心房

右心房内腔可分为前、后两部分，前部为固有心房，后部为腔静脉窦。腔静脉窦内壁光滑，其上部有上腔静脉开口，下部有下腔静脉开口，但上、下腔静脉并不在一条垂直线上。上、下腔静脉收集全身静脉系统回流的静脉血进入右心房，再通过右心室进入肺循环进行气体交换。

## 右心室

右心室位于右心房的前下方，厚 3 ~ 4mm，右心室壁较左心室壁薄，内腔容积与左心室腔相似。右心房与右心室之间的瓣膜称之为三尖瓣，分为前瓣、后瓣和内侧瓣，瓣膜的底部附着于房室口的纤维环上，游离缘和心室面借腱索连于右心室的乳头肌上。右心室有 3 组乳头肌，由于乳头肌的收缩和腱索的牵拉，使瓣膜不至于翻入右心房，从而防止心室收缩期血液倒流入右心房。右心室的流出道与肺动脉干相连，它们之间有肺动脉瓣，分 3 个瓣叶，其游离缘朝向肺动脉，当心室舒张时，肺动脉瓣关闭，防止血液倒流入右心室。右心室收缩时，血液由右心室射入肺动脉进入肺循环进行气体交换。

## 心包

心包是包裹心脏和出入心脏的大血管根部的圆锥形纤维浆膜囊，分内、外两层。外层由坚韧的纤维结缔组织构成，上方包裹出入心脏血管的根部，并与这些大血管的外膜相延续，下方与膈中心相邻。内层为浆膜，分为脏层和壁层两层，脏层与壁层之间构成了一个狭窄的间隙，称之为心包腔，内有少量的液体（20 ~ 50ml），起到润滑的作用，可以减少心脏搏动时脏层心包和壁层心包的摩擦。心包把心脏与胸腔内其他器官和结构分开，有效防止肺和胸膜等部位的感染波及心脏，保证心脏的正常功能。

# 心脏的主体——心肌细胞

心肌是心脏的主体，心房的心肌最薄，左心室的心肌最厚。心肌均由心肌细胞排列而成，通过心肌细胞的收缩与舒张产生心房及心室的收缩与舒张。心肌细胞本身的再生修复能力很差，故心肌梗死患者的坏死心肌细胞由瘢痕组织所代替。心肌细胞具有兴奋性、自律性、收缩性以及传导性4个特性，可分为两大类，一类是组成传导系统的细胞，有兴奋性、自律性和传导性，称为自律细胞；另一类是普通的心肌细胞，包括心房肌和心室肌，有收缩性、兴奋性和传导性，称为工作细胞。

## 兴奋性

心肌细胞受到刺激后产生收缩反应的能力称为兴奋性。兴奋性具有周期性变化，在正常情况下，兴奋由心房经房室交界的传导束传向心室，心房先于心室收缩，从而保证心房和心室泵血的顺序性和有效性。

## 自律性

心肌细胞自动地按一定节律发生兴奋的能力称为自律性。心肌的自律性起源于心肌细胞本身，心脏内特殊传导系统的细胞都有自律性。

## 收缩性

心肌细胞能够在肌膜电位触发下产生收缩反应称为收缩性。心肌细胞电阻极低，兴奋易于通过和传导，一旦产生兴奋，所有心肌细胞发生同步收缩；心肌有效不应期特别长，在此期间，不论受到任何强大刺激，均不能引起心肌的兴奋和收缩，故不会发生强直收缩。

## 传导性

心肌细胞具有传导兴奋的能力称为传导性。不同心肌细胞的兴奋传导速度不同，在房室交界区传导速度最慢，使心房和心室不会同时兴奋和收缩，有利于心室的充盈与射血；兴奋在心室内传导速度最快，便于心室发生同步收缩，从而保证一定的搏出量。

# 心脏的传导系统

心脏的兴奋由特殊的传导系统来传导，包括窦房结、结间束、房室交界区、房室束、左右束支及浦肯野纤维网（图1-3）。不同部位的自律性各不相同，窦房结的自律性最高，控制正常的心脏活动，其他部位的自律组织在正常情况下不表现自身的节律性，只起兴奋传导的作用，是潜在的起搏点。在病理状态下，窦房结的自律性降低时，其他部位有自律性的就可能成为异位起搏点。以窦房结为起搏点的心脏节律性活动，我们称之为窦性心律，即正常心律，以窦房结以外的部位为起搏点的心脏活动称之为异位心律。

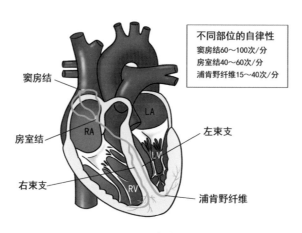

**不同部位的自律性**
窦房结60～100次/分
房室结40～60次/分
浦肯野纤维15～40次/分

窦房结
房室结
右束支
左束支
浦肯野纤维

**图1-3 心脏传导系统**

窦房结是心脏激动的起搏点，呈长梭形，位于上腔静脉与右心房交界处的界沟上1/3的心外膜深面。窦房结发出的兴奋经心房肌传至左右心房，引起心房的收缩；与此同时，兴奋也通过三条结间束传到房室结，由于心房肌与心室肌不相连，因此房室结是联系心房和心室唯一的兴奋通路。兴奋在房室交界区传导速度极慢，从而保证心房兴奋后经过较长时间心室才兴奋收缩，避免二者同时收缩，心房先收缩可将血液挤入心室，从而使心室收缩前有充分的血液充盈，有利于心室射血。

房室束自房室结起始，在室间隔分为左、右束支。右束支于右侧心内膜下向前下方走行，途中分出浦肯野纤维到达心脏脏层心包膜下，左束支在室间隔左侧心内膜下走行，穿过间隔到达左心室，以扇形分成前后两束铺于室间隔的两侧，称为左前分支与左后分支，最后分成网状的浦肯野纤维网分布于整个心室面。

浦肯野系统由浦肯野细胞组成，其传导速度可高达 1.5 ～ 4m/s，是房室结传导速度的 150 倍，这种快速传导的兴奋，几乎能同时到达心室各处的内壁，从而保持心室肌同步收缩。兴奋通过房室束及浦肯野纤维传导到心室肌细胞，引起心室收缩，将心室内富氧的动脉血通过主动脉输送给全身各个脏器。

# 心脏的血液循环

心脏是一个血液"泵"，工作量巨大，消耗的能量相应也很多，它本身同样需要血液为其提供必需的氧和营养成分，才能维持心肌细胞的新陈代谢，保证正常的泵血功能。心脏不能够直接利用心腔内的血液，它依赖于自身的血液循环系统进行新陈代谢，这个系统称之为冠状血液循环。虽然心脏仅占体重的 1/200，而总的冠状动脉血流量占心输出量的 4% ～ 5%，因此，冠状血液循环具有十分重要的地位。

冠状血液循环（图 1-4）由冠状动脉、毛细血管和冠状静脉构成。冠状动脉由主动脉根部发出，走行于心脏表面，像树干一样逐级分出许多分支，包绕整个心脏，其小分支常以垂直于心脏表面的方向穿入心肌，并在心内膜下分支成网状供给心肌血液，这些小分支再分成微血管及毛细血管进行氧和营养成分的交

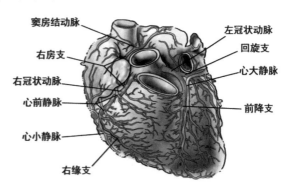

图 1-4　冠状血液循环

换，再逐级汇集成冠状静脉，由冠状静脉窦流回右心房，完成冠状循环。

冠状动脉主要分为两大分支，即左、右冠状动脉。左冠状动脉的起始部称为左主干（5～10mm），向左走行于左心耳与肺动脉干之间，很快分为前降支与回旋支，前降支供血区域为左心室的前壁及心尖部，回旋支供血区域为左心室的侧壁及后下壁。右冠状动脉主要供应右心及左心室后壁或下壁心肌。每个人的机体生长有差异，每支血管的供血范围可不同。当冠状动脉管腔由于各种原因狭窄或堵塞导致心肌细胞缺血、缺氧，就可引起心绞痛或心肌梗死。冠状动脉是心脏的生命线，它的通畅不仅关系着心脏的功能，更关系着人的生命安全。

## 心脏的神经体液调节

心肌受交感神经与迷走神经的支配，交感神经兴奋可使心率增快、兴奋传导加快、心肌收缩力增强；迷走神经兴奋可使心率减慢、兴奋传导减慢、心肌收缩力减弱。体液调节主要包括肾素－血管紧张素系统、肾上腺髓质分泌的肾上腺素与去甲肾上腺素、下丘脑合成的血管加压素、血管内皮生成的血管活性物质以及激肽系统等，这些血液和组织液中的化学物质会对心肌活动发生影响。每个人在不同生理状况下产生的激素水平不同，激动、高兴、运动时心跳加快，而安静、睡眠时心跳较缓慢，这些都是通过神经体液的调节而使心脏达到不同状态来满足人体的生理需要。

## 第二节　血管系统——维持生命的通道

如果把心脏比喻为"人体的发动机"，血管系统就是运输血液和输送维持生命营养物质的通道。

# 血管系统的组成与功能

血管系统分为动脉、毛细血管和静脉。

## 动脉

动脉是输送血液离开心脏的血管，由心室发出后不断分支，形成大、中、小动脉。动脉内血液压力较高，流速较快，因而动脉管壁较厚，管腔断面呈圆形，具有弹性和收缩性等特点。动脉壁由内膜、中膜和外膜构成。内膜菲薄，由单层内皮细胞构成光滑的腔面。中膜较厚，含平滑肌、弹性纤维、胶原纤维，大动脉中膜以弹性纤维为主，当心脏收缩射血时，大动脉管壁扩张，当心室舒张时，管壁弹性回缩，继续推动血液；中、小动脉的中膜，平滑肌较发达，在神经支配下收缩和舒张，从而维持和调节血压以及影响局部的血流量。外膜为结缔组织，防止血管过度扩张。动脉在行程中不断分支，越分越细，最后移行为毛细血管。

## 毛细血管

毛细血管是连接于动、静脉末梢的管道，管径仅有几微米。管壁主要由单层内皮细胞和基膜构成，毛细血管彼此吻合成网，遍布全身，其数量多、通透性高，是血液和组织进行物质交换的场所。

## 静脉

静脉是引导外周血液回到心脏的血管，小静脉起于毛细血管网，行程中逐渐汇成中静脉、大静脉，最后注入心房。静脉内血液压力较小，流速偏慢，故管壁薄、管腔断面呈扁椭圆形，平滑肌和弹力纤维均较少，弹性和收缩性均较弱。静脉管壁也分为内膜、中膜、外膜，其内膜反折形成半月形的静脉瓣，以保障血液向心脏回流。

# 血液循环

在神经体液调节下，血液沿心血管系统循环不息。血液循环分为体循环与肺循环（图1-5）。

## 体循环

当心脏收缩时，含有氧及营养物质的动脉血由左心室射出，经主动脉及各分支到达全身毛细血管，血液在此将氧和营养物质传递给组织、细胞，而组织、细胞中的二氧化碳及其他代谢产物则被排入血液，最后通过各级静脉、心冠状窦流回右心房、右心室，此循环途径称为"体循环"。体循环的疾病包括脑卒中、深静脉血栓等（详见第十一章、第十二章）。

## 肺循环

当心室收缩时，含有二氧化碳的血液由右心室搏出，经肺动脉及多级毛细血管网到达肺泡毛细血管进行气体交换，通过呼吸作用排出二氧化碳、吸入氧气，富含氧的新鲜血液汇入肺静脉，最后注入左心房、左心室，此循环途径称为"肺循环"。肺栓塞、肺血管病变均可影响肺循环，进而影响心脏功能（详见第十三章）。

另外，淋巴系统是血液循环回流的一个重要辅助系统。全身淋巴管最后汇合成两条大干，即左侧胸导管和右侧淋巴导管，最终汇入锁骨下静脉进入血液循环，发挥运输脂肪、回收蛋白、调节体液平衡等作用。

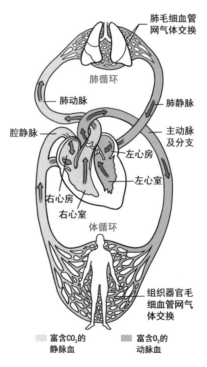

图1-5 血液循环系统

## 第三节　衰老相关的心脏变化

　　心脏衰老的过程极其复杂，可视为机体损伤修复失衡的过程。不同器官的衰老既存在相似的变化，也具有各自的特点。心肌细胞是人体不可再生细胞，修复能力较弱，老化明显影响心脏的生理功能，心脏衰老相关的疾病给老年健康和预期寿命带来了严峻挑战。

## 心脏衰老的功能变化

### 收缩功能

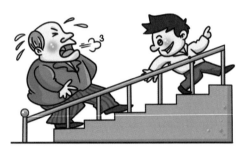

图 1-6　衰老时心脏储备下降

　　左心室射血分数是评价心室收缩功能的重要指标，随着年龄增长，虽然射血分数减低不明显，但心脏的实际收缩功能是降低的，表现为心脏储备能力的下降（图 1-6）。在左心室射血分数相同的情况下，老年人的运动耐量仍低于年轻人。

### 舒张功能

　　老年人的心功能衰减主要表现为左心室舒张功能异常，随着年龄增长心脏舒张功能逐渐下降。

### 电生理功能

　　窦房结细胞是心脏规律收缩和舒张的基础，起搏细胞的老化是引发心脏电生理功能减退的重要原因。老年患者窦房结功能紊乱引发心悸、头晕和晕厥等症状。电传导系统的老化影响房室结、希氏束、束支和浦肯野纤维的功能，导致老年人发生心动过缓和严重传导阻滞，在心脏起搏器治疗的患者中 65 岁以上的老年人比例最高。

# 心脏衰老的结构变化

## 心室结构

左心室肥大与增龄明显相关。增龄相关的心室结构变化以心肌细胞体积增大导致的左室壁厚度增加为主，呈现出非对称性向心性肥大的特点。左心室肥大是心脏衰老时心肌细胞的代偿反应。心室肥大常伴左心室容积，尤其是左心室舒张末期容积减少，质量 / 体积比值增大。

## 心房结构

心脏衰老时心房结构的重塑表现为心肌细胞肥大和内径增加。增龄相关心脏结构变化表现为左心室向心性肥大和左心房扩张，两者相互影响，是老年射血分数保留的心力衰竭（EF > 50% 的心力衰竭）和心房颤动（简称"房颤"）形成的重要病理机制。因此，左心室舒张功能不全患者常合并房颤。

# 心脏衰老的相关疾病

## 心功能不全

增龄相关心脏结构和功能的变化引发并加重心功能不全。心肌收缩力下降及运动时的最大心率和最大射血分数的下降标志着心脏老化导致心力储备能力的减退，促进了心力衰竭的发生与进展。流行病学研究发现左心室射血分数保留的心脏舒张功能不全与增龄显著相关，随着心脏舒张功能的减退，心力衰竭的症状也逐渐加重。心房收缩能力的降低导致心室充盈量的减少，从而加重心力衰竭进展。左心室发生向心性肥大的同时伴随着心肌纤维化、心肌萎缩、心律失常和终末期心力衰竭等进展（详见第八章）。

### 心房颤动

房颤与心脏衰老明确相关。研究证实左心房扩大与房颤的发生密切相关。心室充盈的迟滞导致心房血液潴留，引发心房扩大，进一步诱发房颤。老年人电生理功能异常也以房颤最多见（详见第十章）。

## 心脏衰老的应对措施

随着年龄的增长，心脏与其他器官均走向衰老。尽管我们无法阻止衰老的发生，但可根据衰老发生发展的特点，采取可行的应对措施。例如，针对心脏衰老所致心力储备能力的减退，可通过适度运动使心脏保持"年轻"，延缓心功能减退的进程。近年的研究表明，低能量状态可提升细胞抗压能力，减少氧化损伤和炎症反应；能量限制有助于预防肥胖、心血管疾病、高血压、糖尿病、神经退行性变及其临床进程，促进健康、延长寿命。在避免营养不良的前提下，减少食物总热量的摄入可能延缓整体衰老及衰老相关疾病的进展，其他针对心脏衰老的干预方法，如药物、基因和干细胞等治疗尚在研究中。心脏衰老源于心肌的损伤修复失衡，应关注对心脏损伤危险因素的控制（吸烟、高盐饮食、肥胖、焦虑等），基础心血管疾病的治疗及其他合并疾病的综合管理，以改善老年人的生活质量为最终目标。

### 参考文献

steenman M，Lande G. Cardiac aging and heart disease in humans. Biophys Rev，2017，9（2）：131-137.

## 第四节　动脉粥样硬化性疾病

心脏是人体的发动机，是血液的"动力源泉"。动脉系统好比灌溉滋养全身组织器官的"分支河流"，血液从心脏泵出，随着全身动脉系统流动到各个组织器官以提供氧气和营养成分。全身动脉系统任何部位堵塞均可引起局部血液流通不畅，造成相应部位缺血相关的组织器官功能障碍。如：冠状动脉堵塞会引起心绞痛、心肌梗死；脑血管堵塞会引起头晕、脑梗死；下肢动脉堵塞会引起间歇性跛行、坏疽。动脉粥样硬化是引起全身动脉系统发生堵塞、血液流通不畅的主要原因，是心脑血管疾病死亡的主要原因。全身的动脉系统发生粥样硬化性病变均统称为动脉粥样硬化性疾病，包括冠心病、脑卒中、主动脉瘤和外周动脉疾病等，成为威胁人类健康最主要的慢性疾病。

# 动脉粥样硬化形成的原因

动脉粥样硬化的病因尚不完全清楚，与动脉内皮细胞损伤、慢性炎症反应、脂质成分浸润等密不可分，过程演变漫长而悄无声息。如同水管腐蚀生锈一般，当光滑、完整的动脉内膜内皮细胞受到损伤破坏后，血液中的脂质成分、炎症细胞因子、复合糖类等侵蚀沉积在动脉血管壁下，伴随纤维结缔组织的增生、钙盐复合物的沉积、平滑肌细胞的迁移增殖、细胞组织的坏死等，逐渐形成动脉粥样硬化斑块。随着斑块负荷的增加以及血管壁的重塑，动脉管腔逐渐缩小变窄。当动脉管腔狭窄到一定程度影响了血液的供应，则会导致相应的缺血症状。一旦斑块破裂，引起急性的血栓栓塞，血流的急性中断，则可能导致相应组织器官的梗死，出现威胁生命的事件发生（图1-7）。

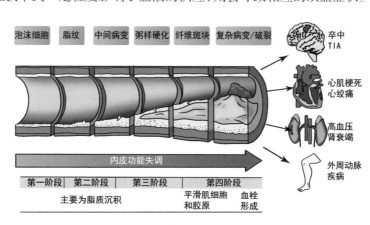

图1-7 动脉粥样硬化的进程

# 哪些人容易发生动脉粥样硬化?

大量的研究表明,多种因素可导致动脉粥样硬化的启动—发生—发展,这些因素称之为"危险因素",这些危险因素归纳起来分为可控制和不可控制两大类:①可控制危险因素包括:吸烟、酗酒、肥胖、缺乏运动、精神压力、血脂异常、高血压、糖尿病、糖耐量异常等;②不可控制危险因素包括:遗传因素、动脉粥样硬化性疾病家族史、年龄、性别等。有遗传背景、动脉粥样硬化性疾病家族史者危险性较大,年龄越大危险性越高,男性比女性更易患病。因此,对于动脉粥样硬化性疾病的预防,重在防控危险因素。

随着我国人民生活水平的提高、饮食习惯等生活方式的改变,带来了很多"富贵病"——肥胖、血脂异常、高血压、糖尿病、糖耐量异常、高尿酸血症、脂肪肝等,防控这些危险因素对于阻止动脉粥样硬化性疾病的发生发展尤为重要。动脉粥样硬化多发于 40 岁以上男性和绝经后女性,近年动脉粥样硬化高发人群呈年轻化趋势,需要引起警惕重视。伴随高血压、糖尿病、血脂异常等危险因素的明显增加,导致动脉粥样硬化发生的时间也随之前移。因此,需要把动脉粥样硬化性疾病的防控阵线前移,从儿童、青少年做起,从危险因素的管理和预防做起。

**小贴士**

**不健康生活方式警示**

吸烟、酗酒、肥胖、不合理饮食、长时间用电脑、静息看电视。

# 动脉粥样硬化性疾病——无声的杀手

在日常生活中,经常听到平时身体很好的人突发心血管事件。为什么会突发心肌梗死、脑梗死? 猝死? 正是由于动脉粥样硬化性疾病是人类的首要死亡原因,其特性为:"杀人于无形",因此被称为"无声的杀手"。

动脉粥样硬化性疾病的发生、发展是一个从量变到质变的过程。动脉粥样硬化在悄无声息中启动,也在悄无声息中进展,甚至突发致死致残性心脑血管事件。动脉粥样硬化性疾病患者常无任何临床症状,当动脉粥样硬化斑块进展,导致影响血流灌注的狭窄甚至阻塞血管腔,引起相应组织器官的缺血甚至坏死。突发的动脉粥样硬化斑块破裂,诱发病变局部血栓形成或血栓栓塞,导致血管的急性闭塞,而发生严重的心脑血管事件。

## 动脉粥样硬化性疾病有哪些症状?

不同部位的动脉粥样硬化病变引起不同的组织器官缺血,表现出不同的临床症状,症状严重程度取决于血管病变及受累组织器官的缺血程度、病变进展的速度及个体的敏感性。

1. 冠心病:冠状动脉粥样硬化导致的缺血可引起心绞痛、心肌梗死、心律失常、心力衰竭,甚至猝死。

2. 脑血管疾病:脑动脉粥样硬化导致的缺血可引起头晕、脑供血不足、脑萎缩、肢体功能障碍等。

3. 外周动脉粥样硬化性疾病:①肾动脉粥样硬化导致的缺血:可引起夜尿增多、顽固性高血压、肾萎缩、肾功能不全等;②肠系膜动脉粥样硬化导致的缺血:可引起饱餐后腹痛、消化不良、便秘、便血等症状;③下肢动脉粥样硬化导致的缺血:可引起足趾感觉异常、间歇性跛行,甚至发生肢端坏疽。

## 防治动脉粥样硬化疾病——预防为主,及时治疗

动脉粥样硬化性疾病是威胁人类健康的主要疾病,是导致心脑血管疾病的主要病因,做好动脉粥样硬化性疾病的防治工作至关重要。积极防控心血管病危险因素,可有效阻止、延缓或逆转动脉粥样硬化进展。动脉粥样硬化性疾病患者拥有科学的健康理念,坚持健康生活方式,服用有效治疗药物,可预防或避免心脑血管事件发生。

### 参考文献

Arnett D K, Blumenthal R S, Albert M A, et al. 2019 ACC/AHA guideline on the primary prevention ofcardiovasculardisease: executive summary: A report of the americancollege of cardiology/americanheart association task force on clinical practice guidelines. J Am Coll Cardiol, 2019.[Epub ahead of print]

呵护 ❤ 健康

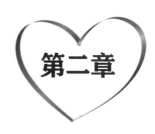

# 第二章

# 健康生活方式
## ——最基本的治疗方法

------------------------------------------------

　　不健康的生活方式导致或促进心血管疾病及心血管事件的发生。健康生活方式是防治心脑血管疾病的基本措施。

------------------------------------------------

## 第一节　　戒烟限酒

吸烟和过量饮酒对呼吸系统、消化系统和心血管系统等均可产生危害，本节重点讨论两者对心血管系统的影响。

# 吸烟、二手烟对心血管系统有何危害？

吸烟不仅引起呼吸系统疾病（如慢性支气管炎、肺癌），还是导致心血管疾病的重要危险因素。

### 吸烟如何导致动脉粥样硬化？

动脉粥样硬化是所有心血管疾病启动必需经历的环节，吸烟显著促进动脉粥样硬化的形成过程。吸烟引发的炎症细胞和炎症介质可造成血管内膜损坏，进而导致脂质在血管内皮下沉积坏死、血栓形成、纤维增生，使粥样硬化病变不断形成和进行性加重。研究发现主动脉粥样斑块大小与吸烟量有非常明显的量效关系，吸烟越多冠状动脉斑块越多。冠状动脉造影检查的结果证实，55%的吸烟者相隔2年后有新的冠状动脉粥样硬化病变出现，而不吸烟者只有24%的人出现新病变。

### 吸烟对心血管疾病有什么影响？

心血管疾病的发病风险随每日吸烟量的增加而增加。吸烟导致心血管疾病发病年轻化，吸烟者患冠心病的年龄比不吸烟者平均早10年。吸烟使冠心病风险增加2倍，冠心病死亡风险增加2～3倍。此外，吸烟者的冠状动脉病变多为冠脉瘤样扩张或多发性冠脉狭窄病变。冠状动脉支架术后患者如仍持续吸烟，还可加重冠状动脉再狭窄的发生，使死亡风险增加76%。短时间内大量吸烟可能引起急性心肌梗死，甚至猝死。大量研究证实，吸烟者比不吸烟者患脑卒中的机会要高得多。吸烟不仅可引起出血性脑血管疾病，如脑出血、蛛网膜下腔出血；也可引起缺血性脑血管疾病，如脑供血不足、脑血栓等。吸烟使脑卒中的相对危险增加 50%，其中缺血性脑卒中的相对危险增加 90%，蛛网膜下腔出血的危险增加 190%。

被动吸烟者冠心病的发病风险也显著升高。研究表明，被动吸烟者患冠心病的风险和少量吸烟者（每天吸 1 ~ 9 支香烟）相似，被动吸烟可使急性心肌梗死的发病风险增加 25%。

### 戒烟有何益处?

60 岁、50 岁、40 岁或 30 岁时戒烟分别可赢得 3 年、6 年、9 年或 10 年的预期寿命。图 2–1 描述了戒烟各阶段对身体的益处。

有些心血管疾病患者尽管每天都坚持服用降糖、降脂、降压、抗栓等药物，但忽视了吸烟的危害。吸烟是唯一可完全控制的致病因素，戒烟是防治心血管疾病最经济、最有效的干预措施。戒烟可使冠心病的远期死亡风险降低 36%，其疗效甚至明显高于目前治疗冠心病最有效的药物（他汀类药物降低 29%，β 受体阻滞剂降低 23%，血管紧张素转换酶抑制剂降低 23%，阿司匹林降低 15%）。因此，戒烟、避免吸入二手烟比每天服用药物防治心血管疾病更为重要。

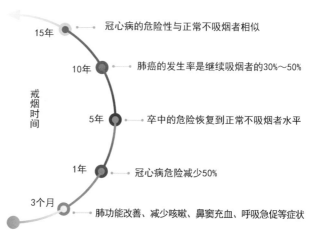

图 2–1　戒烟的益处

# 限酒

饮酒已成为我国人际交往及生活中不可或缺的生活方式，对心血管系统来说，饮酒是一把双刃剑，适量饮酒在获得精神愉悦的同时有助于维护心血管健康，过量饮酒、酗酒对心血管和全身健康有害无益。长期过量饮酒不仅伤害肝脏，同时损害心血管系统，可引起高血压、高脂血症、心肌病等，甚至导致死亡。

## 何为适量饮酒？

《中国居民膳食指南（2016）》明确提出："饮酒应限量"。成年女性每日饮酒精量不超过 15g，成年男性每日饮酒精量不超过 25g。

## 如何计算酒精量？

酒精量（g）= 饮酒量（ml）× 酒精含量 %（V/V）× 0.8（g/ml）

25 ～ 40ml 啤酒、8 ～ 10ml 黄酒、5 ～ 12ml 葡萄酒、3 ～ 7ml 低度白酒、2 ～ 3ml 高度白酒约含 1g 酒精。

## 饮酒对心血管疾病有什么影响？

1. 饮酒对血脂的影响。研究证实每日饮酒 15 ～ 30g，可使甘油三酯降低 7% ～ 10%，高密度脂蛋白胆固醇升高 5% ～ 10%，高密度脂蛋白胆固醇的这种变化，在一定程度上可以解释适量饮酒降低冠心病风险的作用。但过量饮酒却使甘油三酯升高，并呈剂量依赖性。另外，长期持续大量饮酒损伤肝细胞，使肝脏对脂类代谢的能力明显下降。

2. 饮酒对血压的影响。少量饮酒对血压影响不大，部分患者甚至呈血压降低趋势。大量饮酒可导致血压升高，当平均每日摄入酒精量超过 30g 以上时，随饮酒量增加血压显著升高。美国的研究表明，非进餐时饮酒（即使只是少量到中等量）会增加高血压的风险。此外，饮酒还可增加患者对降压治疗的耐药性，对某些降压药的疗效有干扰。

3. 过量饮酒可导致心肌病。长期且每日大量饮酒（纯酒精量约为125ml），持续10年以上，可导致酒精性心肌病。表现为心脏扩大、心力衰竭，常伴有心动过速、室性早搏、心房颤动、房室传导阻滞等各种心律失常。酒精对心肌细胞有直接毒性作用，还可通过其代谢产物损伤心肌，引起心肌肥厚及心律失常。

4. 饮酒对糖尿病有什么影响？适度饮酒能够增加胰岛素的敏感性，促进糖代谢，降低餐后血糖，减少新发糖尿病；但过量饮酒可增加新发糖尿病。糖尿病患者小到中等量饮酒可以降低心血管疾病风险。

5. 饮酒会导致冠心病吗？ 适量酒精的摄入与冠心病的发病率呈明显负相关，而大量饮酒可增加冠心病的风险。研究显示，每日饮酒 0～20g 者，冠心病的患病风险下降 20%。适量饮酒能使心肌梗死的发病率和死亡率降低。与不饮酒或酗酒者相比，每日饮酒 5～15g 者发生急性心肌梗死的风险降低。

6. 饮酒会导致脑卒中吗？研究提示与不饮酒相比，每天饮酒超过 60g，发生脑卒中的相对危险明显增加，而每天饮酒少于 24g 发生脑卒中的相对危险则下降。饮酒与出血性脑卒中呈线性关系，即随饮酒量的增加，出血性脑卒中的相对危险增加。每日饮酒量在 40g 以内，可以降低缺血性脑卒的发生风险，长期大量饮酒则增加缺血性脑卒的发生罹患风险。

**小贴士**

### 为了健康，请限制饮酒

长期过量饮酒可引起或加重高血压、血脂异常、心肌病、糖尿病、冠心病、脑卒中等多种心脑血管疾病。对健康造成伤害主要是酒精的作用，与饮酒种类无关。虽然研究表明少量饮酒对成年人心血管有保护作用（尤其是年龄超过 40 岁的男性和绝经后女性），但酒精具有成瘾性，一旦长期大量饮用会导致一系列不良的健康状况和社会问题。因此，不提倡通过饮酒来预防心血管疾病，对于长期过量饮酒者，应当力劝其限酒。

## 第二节　减轻体重

生活方式现代化、膳食结构改变和体力活动减少，使超重和肥胖的患病率以惊人的速度增长。2012 年数据显示，我国成年人超重率为 30.1%，肥胖率为 11.9%。肥胖与高血压、血脂异常、糖尿病、冠心病等多种慢性疾病的发病相关。防治超重和肥胖的目的不仅在于控制体重本身，更重要的是减少慢性病发病率和病死率。2016 年第六版《欧洲心血管疾病预防临床实践指南》指出超重和肥胖均增加全因死亡率和心血管死亡率，推荐维持健康体重改善代谢相关的心血管危险因素，在年龄 < 60 岁人群 BMI 为 20 ～ 25kg/m² 时全因死亡率最低。建议超重和肥胖人群尽量达到健康体重以降低高血压、血脂异常和 2 型糖尿病风险，从而降低整体心血管风险。

# 肥胖的诊断标准

### 体重指数 BMI

BMI 与肥胖性疾病相关（表 2-1）。对肌肉发达的运动员或有水肿的患者，会高估其肥胖程度。老年人的肌肉组织减少，体重指数可低估肥胖程度。

表 2-1　体重指数分类

| 分类 | BMI（kg/m²） |
| --- | --- |
| 正常 | 18.5 ～ 24.9 |
| 超重 | 25 ～ 27.9 |
| 肥胖 | ≥ 28 |

注：BMI ＝体重（kg）/身高²（m²）

### 腰围

是指腰部周径的长度，是衡量脂肪在腹部蓄积程度的最简单、最实用的指标。中国男性腰围≥ 90cm，女性腰围≥ 80cm 为肥胖。对腰围超标者可诊断为腹型肥胖。

# 生活方式干预——减重最重要的治疗方法

1. 饮食治疗：肥胖者饮食要做到限制总热量的摄入、减少每天膳食中的热量，出现"热量赤字"才能消耗体内过多的脂肪。饮食疗法根据人体对治疗的反应不断进行调整。

2. 运动疗法：任何方式的运动都可以减重，应根据对运动的耐受能力、疗效选择或调整运动量、种类、强度、次数、持续时间，推荐长时间、低强度的有氧运动。患有严重心脑血管病的患者应在医师的指导下选择运动的形式（详见本章第三节）。

# 减肥药物治疗——有效的辅助方法

生活方式干预无效的肥胖患者，可考虑使用减肥药。正在使用和研制的减肥药物种类繁多，由于任何减肥药都有不同程度的不良反应，不应滥用减肥药，应在医师的指导下谨慎选择减肥药物并制定科学的运动和节食方案，才能取得较好的减肥效果。

## 作用于中枢的减肥药

作用于下丘脑的食欲中枢，通过减少食物摄入、增加产热降低体重。因引起抑郁或导致心血管事件增加等不良反应，陆续退出了市场，如西布曲明、利莫那班、芬氟拉明、马吲哚等。

## 作用于肠道的减肥药

奥利司他（赛尼可），可抑制脂肪酶的活性，减少食物中约30%脂类物质（主要是甘油三酯）的消化和吸收。通过抑制肠道食物中脂肪吸收减少热量生成而减重。常见的反应是大便量和油脂排出量增加，可能出现排便较急及排便次数增加，对日常生活造成不便。

### 其他药物

1. 对于糖耐量异常或糖尿病的肥胖患者，二甲双胍有助于减重，但应配合其他减体重措施。

2. 胰高血糖素样肽-1（GLP-1）激动剂是一类新型降糖药物，呈葡萄糖依赖性地促进胰岛素分泌并降低胰高血糖素的分泌，很少引起低血糖。可通过中枢性抑制食欲、增加饱感作用减轻体重。研究显示，无论肥胖和超重患者是否合并糖尿病，GLP-1均有减重作用。美国、加拿大、欧盟已经批准利拉鲁肽（3.0mg/d）作为减肥药物。目前，我国药监局只批准在糖尿病患者中使用。

## 外科手术——迫不得已的选择

对重度肥胖患者可施行胃肠手术减肥，如胃束带术、胃减容术和胃旁路术等，可使体重减少15%～50%，较生活方式干预能维持长期的体重减低。因手术减肥存在不利影响，BMI ≥ 32kg/m$^2$、经过严格生活方式干预、药物等措施仍不能减低体重的肥胖患者可考虑施行。

### 参考文献

1. 中国营养学会. 中国居民膳食指南（2016）. 北京：人民卫生出版社，2016.

2. Piepoli M F，Hoes A W，Agewall S，et al. 2016 European Guidelines on cardiovascular disease prevention in clinical practice. Eur Heart J，2016，37（29）：2315–2381.

3. Arnett D K，Blumenthal R S，Albert M A，et al. 2019 ACC/AHA guideline on the primary prevention of cardiovascular disease. Circulation，2019. [Epub ahead of print]

## 第三节　运动——生命的动力

生命在于运动，缺乏运动可以导致或加重25种以上的慢性疾病，如心血管疾病、糖尿病、高血压病、肥胖、癌症、抑郁症及骨质疏松等。运动可改善或维持体力，改善心肺功能、防治心血管病的危险因素，有助于延缓骨质疏松、调节自主神经功能、改善抑郁和焦虑、提高免疫力等。运动贵在坚持，应将运动变成日常生活中的习惯性行为，才能达到强体健身、防病治病、延缓衰老的目的。

规律运动促进全身各系统的健康运转，主要包括：有氧运动、肌力训练、柔韧性运动、关节活动及保持良好的姿势等。

# 运动前的风险评估

为了避免发生运动相关的心血管事件和损伤，确保运动时的安全，所有个体均应行运动前评估。需了解病史、进行全面体格检查，进行心血管病风险评估。未经治疗的高危、病情不稳定的心血管病患者（如急性心肌梗死、不稳定型心绞痛、严重心律失常）不应进行体育锻炼，病情稳定后应在康复医师指导下进行循序渐进的康复运动或体育锻炼。

# 如何进行有氧运动？

有氧运动是指有氧供能为主的运动，通常是大肌肉群参与、持续时间较长的耐力性运动，如步行、慢跑、游泳、骑车等。应根据不同的年龄、身体状况及患病情况，选择不同的运动强度、运动时间、运动频率和运动形式，即个体化的有氧运动处方（请参见小贴士）。对于一般人群而言，世界卫生组织推荐最低运动量为：最好每天进行中等强度有氧运动30分钟。所谓强度，一般以运动时心率和自觉劳累程度为判定指标。

# 如何进行肌力训练？

推荐每周至少2天，每次针对不同大肌群选择8～10种肌力训练运动，力量负荷以每种肌肉收缩运动可连续完成10～15次为准，例如：双手分别握1kg哑铃，上肢向前平举，如可以轻松完成15个，就应逐渐增加重量，但确保仍能完成 10 个，以此进行中等强度的渐进性抗阻肌力训练。肌力训练可以和有氧运动同时进行，不同运动形式交替搭配。

自觉劳累程度分级

| 级别 | 程度 |
| --- | --- |
| 0 | 无 |
| 1 | 很轻 |
| 2 | 轻度 |
| 3 | 中度 |
| 4 | 稍累 |
| 5 | 累 |
| 6 | 累 |
| 7 | 很累 |
| 8 | 很累 |
| 9 | 非常累 |
| 10 | 极限 |

❖体质较差者或老年人，建议开始时先采用间断式运动方式，比如每 10 分钟稍加休息，或快慢行走交替进行，再逐渐延长时间，过渡到连续式耐力运动。

❖冠心病或慢性阻塞性肺疾病患者，需先经医师对运动耐受程度及风险进行评估，制定个体化的运动处方，在医师指导下循序渐进地运动。

❖如果一般状况平稳，建议每周至少 5 天，每天最少 30 分钟中等强度的有氧运动。

❖肥胖、高血脂患者，建议采用每周 5 ～ 7 天，持续时间较长（60 ～ 90 分钟）的有氧运动。

❖糖尿病患者应在饭后半小时至 1 小时运动，运动时携带含糖食品，如饼干、饮料等，以备低血糖时补充。

# 如何进行柔韧性运动?

软组织的柔韧性和关节活动度通常随着年龄的增加而减退,在有氧运动和肌力训练的同时最好再增加一些软组织的牵伸运动,以维持或提高柔韧性。推荐每周至少2天,最好在有氧运动和肌力训练时,进行大肌群或肌腱的牵伸练习至少10分钟,每组肌群保持牵伸体位持续10～20秒,并重复3～4次。例如:采取弓箭步姿势,双手扶墙,前腿弯曲,后腿作为被牵伸腿伸直,且确保在足尖朝前、足跟着地,小腿感觉紧绷的位置保持15秒左右,维持肌肉最大限度的长度即可。牵伸运动还有助于肌肉放松,减轻肌肉疲劳,可以在过度使用肌肉后,及时牵伸,避免引起肌肉酸痛。

# 如何进行关节活动?

1. 活动时动作缓慢,范围达到最大,有控制地进行关节各方向全范围活动,避免小范围快速甩动。

2. 在长时间维持一个姿势后,主要选择与该姿势相反的方向活动关节,如长时间坐位或弯腰,就应进行腰后伸的活动。例如:俯卧位,双手撑床,将上半身撑起,腹部贴床,再缓慢卧下;或分腿站立,双手撑腰,上身后仰,再直立。关节活动一般以5～10个为一组,重复3遍。

3. 长途旅行如坐飞机、火车,或长期卧床、身体部分制动,这种情况易引发静脉血栓形成,如果血栓脱落导致肺栓塞,可以引发死亡。因此,需要间断活动关节,尤其肢体远端关节如踝关节,以及未制动的关节。

4. 关节损伤急性期,可用冷毛巾或布带按关节形状包扎制动,同时抬高患肢(高过心脏水平),以减轻肿胀。如损伤不严重,无明显肿胀后,可在无痛范围活动关节,并逐渐增大范围,在活动前后可进行温热敷。

5. 在长时间不动后感觉关节僵硬甚至伴有疼痛者,如晨僵,应在开始活动前,先活动僵硬的关节再负重,注意夜间保暖,可穿戴护具。

6.运动时应保护关节，尽量少做爬山、蹲起、上下楼等运动，必要时使用行走杖，穿戴护具，防止运动损伤。

## 运动中遇到何种情况应停止运动？

1.运动中出现下述情况时应停止运动：①胸部、咽喉部、肩背部疼痛或压缩感；②心悸、脉律不整或突然减慢；③面色苍白、口唇发紫、气短、大汗、头昏、眩晕等。

2.需降低运动强度：①运动后恶心、呕吐；②疲劳恢复缓慢、失眠；③心率过快、恢复慢；④呼吸快，持续10分钟以上；⑤肌肉、关节酸痛持续至次日。

**小贴士**

### 运动处方

1.运动强度：常用的运动强度指标为心率，运动时一般要达到60%～85%最大心率，健康中青年人最大心率：220- 年龄。老年人运动时的最大心率：170- 年龄。

2.运动时间：据运动强度和运动者的一般状况决定，达到最大心率70%的运动强度，持续时间为20～30分钟；高于此强度，持续时间可为10～15分钟；低于此强度，则为45～60分钟。

3.运动频率：取决于运动强度和持续时间，高强度或持续时间长，频率可降低。通常中等强度的运动，每周至少3～4次。

4.运动形式：强调大肌群参与的具有节律性的重复的有氧运动，如步行、慢跑、游泳、骑车等。

5.运动程序：先做10～15分钟的热身运动，包括缓慢步行、肌肉伸展、关节活动等。然后进行规定的运动强度锻炼。结束时，再进行5～10分钟的整理运动，使机体逐渐恢复到运动前的状态，包括调整呼吸、慢速活动、肌肉伸展、关节活动等。

6.坚持时间：以低中等强度的运动长期坚持，选择喜好的运动形式，作为娱乐生活的一部分。

## 第四节　合理膳食

# 什么是健康的饮食习惯?

饮食习惯影响心血管疾病及包括癌症在内的其他慢性疾病,健康的饮食习惯是心血管疾病预防的基石。任何一种天然食物都不能提供人体所需的全部营养素。为了满足人体各种营养需求,达到合理营养、促进健康的目的,日常饮食必须由多种食物组成,此为"平衡膳食"。健康饮食结构主要包括控制饱和脂肪酸和反式脂肪酸摄入,限盐、限酒,保证足量膳食纤维、蔬菜、水果、鱼等的摄入(表2-2)。《2019 ACC/AHA心血管疾病一级预防指南》推荐摄入蔬菜、水果、豆类、坚果、全谷类和鱼类;用单不饱和脂肪和多不饱和脂肪替代饱和脂肪,建议尽量减少反式脂肪、加工的肉类、精制碳水化合物和甜饮料的摄入,减少食物中胆固醇和钠盐摄入有利于降低ASCVD风险。

表2-2　健康饮食推荐

| |
| --- |
| 饱和脂肪酸摄入不超过总能量的10%,可用多不饱和脂肪酸替代饱和脂肪酸 |
| 反式脂肪酸摄入越少越好,加工食品中最好不要加,天然的<1% |
| 盐摄入<5g/d |
| 每天30～45g膳食纤维,最好来自全谷物食品 |
| 每天摄入≥200g水果(分2～3次摄入) |
| 每天摄入≥200g蔬菜(分2～3次摄入) |
| 每周食用1～2次鱼,指富含不饱和脂肪酸的鱼 |
| 每天摄入30g无盐坚果 |
| 限制酒精摄入,男性不超过20g/d,女性不超过10g/d |
| 不饮用加糖饮料 |

注:摘自2016年第六版《欧洲心血管疾病预防临床实践指南》。

# 中国居民膳食指南推荐

2016年国家卫生计生委疾控局发布《中国居民膳食指南（2016）》，提出了符合我国居民营养健康状况和基本需求的膳食指导建议。

推荐一：食物多样，谷薯类为主

为了最大程度上保障人体营养需要，应做到平衡膳食。平衡膳食就是指食物多样、合理搭配。每天的膳食应包括谷薯类、蔬菜水果类、畜禽鱼蛋奶类、大豆坚果类等食物，应以谷薯类为主，一般成年人每天摄入 250～400g 为宜。每周吃 5 次左右的薯类，每次摄入 50～100g。薯类最好蒸、煮、烤，尽量少用油炸，减少食物中油和盐的含量。

主食选择粗细粮搭配，适当多吃粗粮，包括小米、高粱、玉米、荞麦、燕麦、薏米、红小豆、绿豆、芸豆等；多吃加工精度低的米面，少吃加工精度高的精米白面。稻米、小麦加工太精会使谷类表层所含维生素、矿物质等营养素和膳食纤维大部分流失。

推荐二：吃动平衡，健康体重

吃和动是保持健康体重的关键。所有人均应该坚持天天运动、维持能量平衡、保持健康体重。推荐每周至少进行 5 天中等强度身体活动，累计 150 分钟以上；保持主动身体活动每天 6000 步（相当于 1000 步的活动，图 2-2）。

自行车7分钟

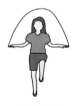
跳绳3分钟

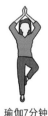
瑜伽7分钟

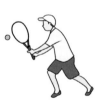
网球5分钟

中速步行10分钟

图 2-2　相当于 1000 步的活动

推荐三：多吃蔬果、奶类、大豆

1.蔬菜和水果是维生素、矿物质、膳食纤维和植物化学物的重要来源。丰富的蔬菜和水果膳食对保持身体健康，保持肠道正常功能，提高免疫力，降低发生患肥胖、糖尿病、高血压和癌症等慢性疾病的风险具有重要作用。推荐我国成年人每天至少吃蔬菜300～500g，深色蔬菜应占一半（表2-3）；新鲜水果200～350g。

表2-3　常见的深色蔬菜

| 深绿色蔬菜 | 菠菜、油菜、冬寒菜（冬苋菜）、芹菜叶、蕹菜（空心菜）、莴笋叶、芥菜、西兰花、西洋菜（豆瓣菜）、小葱、茼蒿、韭菜、萝卜缨等 |
|---|---|
| 红色橘红色蔬菜 | 西红柿、胡萝卜、南瓜、红辣椒等 |
| 紫红色蔬菜 | 红苋菜、紫甘蓝、蕺菜（鱼腥草）等 |

2.奶类是营养成分齐全、组成比例适宜、易消化吸收、营养价值高的天然食品，主要提供优质蛋白质、维生素A、维生素$B_2$和钙。奶类含钙量较高，利用率也很高，是膳食钙质的极好来源。建议每人每天饮奶300g或相当量的奶制品，对于饮奶量更多或有高血脂和超重肥胖者应选择减脂、低脂、脱脂奶及制品。

3.大豆含有丰富的优质蛋白、不饱和脂肪酸、钙及B族维生素，是我国居民膳食中优质蛋白质的重要来源。建议每人每天摄入25g大豆或其制品。

4.坚果营养价值高，除了含有蛋白质、不饱和脂肪酸、碳水化合物，还含有丰富的维生素（维生素B、维生素E）、微量元素（磷、钙、锌、铁）、膳食纤维等。坚果中含亚麻酸、亚油酸等人体的必需脂肪酸。建议每天适量吃坚果。

推荐四：适量吃鱼、禽、蛋、瘦肉

鱼、禽、蛋和瘦肉可提供人体所需要的优质蛋白质、维生素A、B族维生素等，有些也含有较高的脂肪和胆固醇。

鱼类主要含 ω-3 多不饱和脂肪酸，对预防血脂异常和心脑血管疾病等具有重要作用，鼓励多吃无污染的鱼。猪肉的脂肪含量较高，不利于心脑血管病、超重、肥胖等疾病的预防，应降低其摄入比例。提倡吃脂肪含量相对较低的瘦肉。过多食用烟熏和腌制肉类增加肿瘤的发生风险，应当少吃。

蛋类各种营养成分齐全，蛋黄中卵磷脂、维生素和矿物质含量丰富，建议每天吃 1 个鸡蛋，不弃蛋黄。

## 小贴士

> 每周吃鱼 280～525g，畜禽肉 280～525g，蛋类 280～350g；平均每天摄入鱼、禽、蛋和瘦肉总量 120～200g，其中蛋 40～50g。
> 优先选择鱼和禽。
> 吃鸡蛋不弃蛋黄。
> 少吃肥肉、烟熏和腌制肉食品。
> 少吃动物内脏。

推荐五：少盐少油，控糖限酒

我国多数居民食盐、烹调油和脂肪摄入过多，建议培养清淡饮食习惯，成人每天食盐不超过6g，每天烹调油25～30g。在烹饪时使用植物油（如亚麻籽油、菜籽油、山茶油、橄榄油、玉米油、豆油、花生油等）取代固体脂肪（包括黄油、人造奶油棒、酥油、猪油和椰子油）。

由于各种植物油的脂肪酸构成不同，营养特点也不同，应经常更换烹调油的种类。限制饮料、零食和糖果摄入，每天摄入糖 < 50g，最好 < 25g。

反式脂肪酸主要来源是氢化处理的植物油，多存在于蛋糕、饼干、比萨饼、薯条、爆米花、咖啡奶精等食品中。反式脂肪酸增加心血管疾病发生的风险，每天摄入量应＜2g。

水是维持生命活动的基本物质，应当足量饮水，推荐成人每天饮水1500～2000ml，提倡饮用白开水和淡茶水。

# 中国老年人膳食指南推荐

膳食营养与老年人的身体功能以及生活质量着密切的关系，是实现健康老龄化的基础。

《中国老年人膳食指南（2016）》在一般人群膳食指南的基础上，补充了4条关键推荐：

1. 少量多餐，预防营养缺乏（多吃富含不饱和脂肪酸的海产品及富含优质蛋白的动物性食物、多吃乳类及大豆制品）、增加摄入维生素 D 含量较高的动物内脏和蛋黄。

2. 主动足量饮水，积极参加户外活动（增加户外活动时间，多晒太阳；如身体允许，进行适当的拉伸、举哑铃等运动，注意量力而行、动作舒缓）。

3. 延缓肌肉衰减，维持适宜体重（老年人理想 BMI：$20 \sim 26.9 kg/m^2$）。

4. 摄入充足食物，鼓励陪伴进餐（老年人应积极主动与人交流，多参与群体活动，享受家庭共同进餐的愉悦）。

## 参考文献

1. 中国营养学会 . 中国居民膳食指南（2016）. 北京：人民卫生出版社，2016 年

2. Piepoli MF，Hoes AW，Agewall S，et al. 2016 European Guidelines on cardiovascular disease prevention in clinical practice. Eur Heart J，2016，37（29）：2315-2381.

3. Arnett DK，Blumenthal RS，Albert MA，et al. 2019 ACC/AHA Guideline on the Primary Prevention of Cardiovascular Disease: Executive Summary: A Report of the American College of Cardiology/American Heart Association Task Force on Clinical Practice Guidelines. J Am Coll Cardiol，2019. [Epub ahead of print]

呵护❤健康

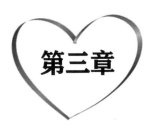

# 第三章

# 高血压

高血压是我国中老年人的常见疾病，2012 年国民营养与慢性病状况调查显示中国高血压患病率为 25.2%，估测高血压患病人数为 2.7 亿。高血压是心脑血管疾病最主要的危险因素，积极地预防和治疗高血压非常重要。

## 第一节　高血压的疾病知识

## 高血压的易患人群

1. 我国北方，尤其是华北和东北地区，是高血压的高发地区；男性患病率高于女性；女性在更年期前高血压患病率低于男性，但在更年期后迅速上升。

2. 随着年龄增加，高血压的患病率增加，尤其 75 岁以上人群。

3. 约 60% 的高血压患者有高血压家族史，父母均患高血压的子女发病率高达 46%。

4. 此外，高盐饮食、吸烟、超重、口服避孕药，以及脑力劳动者和长期从事精神紧张工作者更容易患高血压。

## 高血压的分类

高血压分为原发性高血压和继发性高血压：

1. 原发性高血压的病因不清，需要长期服药。

2. 继发性高血压大多可以找到病因，常见病因为肾实质性疾病、肾动脉狭窄、嗜铬细胞瘤、原发性醛固酮增多症、睡眠呼吸暂停低通气综合征；当去除或控制病因后，血压大多可恢复正常或高血压明显缓解。

高血压患者如果有以下特点时，需要注意是否是继发性高血压：发病年龄较轻，血压在短时间内突然升高，原有高血压突然加重，应用多种降压药物治疗效果不佳，以往有肾脏病或大动脉炎的病史等。

# 第二节 高血压的临床表现

## 高血压有哪些常见症状？

常见症状多有头晕、头痛、颈后部疼痛、心悸等，也可表现为失眠、健忘、注意力不集中，少数患者可能出现视物模糊、鼻出血等，部分患者无任何不适症状，仅在偶测血压时发现血压升高。

## 长期高血压的危害

如果血管长期处于高压力状态，就会像橡胶管老化一样逐渐僵硬、失去弹性，最终发生全身血管病变、心脑血管事件甚至死亡。

1.最常见的是高血压导致的脑血管意外，包括脑出血、脑血栓形成，常导致完全或部分瘫痪，生活不能自理甚至长期卧床；

2.其次是高血压导致的心脏疾病，包括冠心病、心力衰竭；

3.再次是高血压导致的慢性肾功能不全；

4.较少见但非常严重的并发症为主动脉夹层，起病突然，迅速发生剧烈胸痛，向背或腹部放射，常迅速致死；

5.高血压还可导致外周血管病变，如下肢疼痛、不能长时间行走以及视力下降甚至失明。

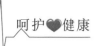

## 第三节　高血压的诊断与治疗

## 高血压的诊断

高血压的诊断主要根据安静状态下 3 次以上的血压测定值。未使用降压药物的情况下，血压 ≥ 140/90mmHg 即可诊断为高血压，其中 140mmHg 为收缩压，俗称高压，90mmHg 为舒张压，俗称低压。仅收缩压 ≥ 140mmHg，舒张压 < 90mmHg，为单纯收缩期高血压。

对于服用降压药疗效不佳的患者，应寻找高血压的病因，排除继发性高血压；按血压升高的水平分级，并按危险因素和重要脏器损害程度进行危险分层。

### 高血压的分级

血压水平分类和分级见表 3-1。

表 3-1　血压水平分类和分级

| 分类 | 收缩压（mmHg） | | 舒张压（mmHg） |
| --- | --- | --- | --- |
| 正常血压 | < 120 | 和 | < 80 |
| 正常高值 | 120 ～ 139 | 和（或） | 80 ～ 90 |
| 高血压 | ≥ 140 | 和（或） | ≥ 90 |
| 1 级高血压（轻度） | 140 ～ 159 | 和（或） | 90 ～ 99 |
| 2 级高血压（中度） | 160 ～ 179 | 和（或） | 100 ～ 109 |
| 3 级高血压（重度） | ≥ 180 | 和（或） | ≥ 110 |
| 单纯收缩期高血压 | ≥ 140 | 和 | < 90 |

注：摘自《中国高血压防治指南 2018 年修订版》

## 高血压的危险分层

高血压的并发症不仅与血压升高水平有关，还与危险因素的存在和重要脏器的损害程度有关。高血压的危险因素包括：男性＞55岁、女性＞65岁，吸烟，脂代谢异常，糖尿病，早发心血管疾病家族史，腹型肥胖或肥胖。

重要脏器（即靶器官）的亚临床损害（未出现症状，但亦存在器官损害）包括左心室肥厚、蛋白尿和肾功能不全、动脉粥样硬化、外周血管病变、轻度眼底改变；如果器官损害继续发展就会出现心、脑血管并发症，即脑出血、脑血栓、脑栓塞、心绞痛、心肌梗死、心力衰竭等。

高血压确诊后，首先应确定其分级，同时确定危险分层，并对其预后进行评估。根据危险因素的数量和靶器官损害情况将高血压患者分为低危组、中危组、高危组和很高危组。

1. 低危组：男性年龄＜55岁、女性年龄＜65岁，高血压1级、无其他危险因素者。一般10年内发生主要心血管事件的危险＜15%。

2. 中危组：高血压2级或1～2级同时有1～2个危险因素。患者是否应给予药物治疗以及开始药物治疗前应观察多长时间需医师决定。该组患者10年内发生主要心血管事件的危险为15%～20%，若患者属高血压1级，兼有一种危险因素，10年内发生心血管事件的危险约为15%。

3. 高危组：高血压水平属1级或2级，兼有3种或更多危险因素、同时患糖尿病或靶器官损害，高血压水平属3级但无其他危险因素的患者属高危组。10年内发生主要心血管事件的危险为20%～30%。

4. 很高危组：高血压3级同时有1种以上危险因素或同时患糖尿病或靶器官损害，或高血压1～3级并有心脑血管、肾脏疾病。10年内发生主要心血管事件的危险≥30%。

## 高血压患者应做哪些检查？

为了进一步评估高血压患者靶器官是否受损，需要进行下列相关检查：

1. 心电图、超声心动图及胸部X线片：明确高血压对心脏的影响，确定是否存在心肌肥厚、心脏扩大并评估心脏功能等；

2. 眼底检查：了解是否有高血压眼底血管改变，并明确病变分期；

3. 血、尿常规，尿微量蛋白、肌酐清除率检查：了解有无早期肾脏损害；

4. 血液生化检查：了解肝肾功能、血脂水平、血糖水平、尿酸水平、血同型半胱氨酸水平等；

5. 血肾素、血管紧张素、醛固酮、儿茶酚胺水平检查等：除外继发性高血压；

6. 肾脏及肾上腺 B 超：除外继发性高血压；

7. 睡眠呼吸监测：除外继发性高血压；

8. 头颈及四肢血管超声、踝臂指数（ABI）、脉搏波传导速度（PWV）检查：评估是否存在亚临床损害及血管功能状态；

9. 动态血压监测：了解日常状态血压的状况及昼夜变化规律。

# 高血压的非药物治疗

生活方式改变是高血压治疗中简单、有效、经济的治疗方法，是高血压治疗的重要组成部分（表 3-2）。

**表 3-2　改变生活方式对血压的影响**

| 改变生活方式 | 建议 | 收缩压降低范围 |
| --- | --- | --- |
| 减重 | 维持理想体重<br>（BMI 为 18.5 ～ 24.9kg/m² ） | 5 ～ 20mmHg<br>（体重每下降 10kg） |
| 采用 DASH[①]饮食计划 | 多摄入水果、蔬菜以及低脂奶产品 | 8 ～ 14mmHg |
| 限盐 | 不超过 6g 食盐 | 2 ～ 8mmHg |
| 锻炼 | 规律有氧运动，如快步走<br>（每周 5 次，每次 30 分钟） | 4 ～ 9mmHg |
| 中等量饮酒 | 每日饮酒不超过 2 饮，女性和低体重者每日饮酒不超过 1 饮[②] | 2 ～ 4mmHg |

注：① DASH（dietary approaches to stop hypertension），终止高血压膳食疗法；② 1 饮，约为啤酒 350ml，葡萄酒 125ml。[摘自《美国高血压防治指南》（JNC8）]。

降低血压的生活方式干预包括：限制食盐摄入；平衡膳食；限制饮酒；戒

烟、避免二手烟；适当减轻体重；坚持规律有氧运动；减轻精神压力，保持心理健康。

## 减轻体重

肥胖，是诱发和加重高血压及心、脑、肾等并发症的直接和重要的原因。那么怎样才算是肥胖呢？最简单的计算方法是身高（cm）-105=标准体重（kg），如一个身高为 165cm 的人，标准体重就在 60kg 左右，如果超过标准体重的 10% 就是超重，超过 20% 就是肥胖。比较精确的计算方法则是，计算 BMI= 体重（kg）/ 身高$^2$（m$^2$），得出的数字应＜ 25kg/m$^2$。

目前认为体重每减轻 10kg，收缩压可降低 5 ～ 20mmHg，同时可改善胰岛素抵抗、糖尿病、血脂异常和左心室肥厚。减肥，首先应该制定减肥的目标体重。减肥的方法包括：①要控制高脂高糖类食物的摄取，适当地多吃些粗粮、大豆类、鱼类、新鲜的蔬菜和水果；②要坚持适宜的运动锻炼。

## 采用 DASH 饮食计划

饮食疗法对于预防和控制高血压非常重要，高血压患者须严格按照医嘱合理膳食。《美国高血压防治指南》推荐的 DASH 饮食是富含钾、镁、钙和膳食纤维的饮食，在适当增加优质蛋白的基础上，也大大减少了总脂肪、饱和脂肪酸和胆固醇的摄入量。DASH 饮食的主要内容包括：强调水果、蔬菜以及低脂奶产品的摄入，适当增加全麦食品、禽类、鱼肉和坚果的摄入；减少脂肪、畜肉和含糖饮料的摄入。DASH 饮食计划具体建议如下：

### ★ 多食新鲜蔬菜、水果，适量饮奶

建议每天摄入新鲜蔬菜不少于 400g（8 两，4 ～ 5 种）蔬菜，水果 100 ～ 200g（2 ～ 4 两）。绝大部分的新鲜水果和蔬菜都含有丰富的钾，如土豆、红薯、香蕉等；木耳、海带、紫菜等也含有丰富的钾且含糖量较低，更适合高血压合并糖尿病患者食用。

最有效的补钙食品莫过于奶类及奶制品，这类食物不仅含钙丰富，而且易于被人体吸收。由于高血压患者常伴有肥胖或高脂血症，最好饮用低脂奶或脱

脂奶，以减少饱和脂肪的摄入。酸奶也是一类非常好的补钙食品，它不仅可以补钙，而且其中的有益菌可以调节肠道功能，尤其是对老年人益处更大（尿酸高者慎用）。对于那些不喜欢喝牛奶或者对牛奶不耐受的人来说，可以多食用一些替代食物来补充钙质，如牡蛎、紫菜等海藻类，以及大白菜、花椰菜、大头菜、青萝卜、甘蓝、小白菜等蔬菜类。

### ★ 少食糖类及胆固醇含量高的食物

限制动物内脏、动物脂肪、奶油等的摄入；烹调时宜采用植物油（豆油、花生油、芝麻油、菜籽油、玉米胚芽油、橄榄油等），烹调油的用量宜控制在 20～30g（每人每日 2～3 汤勺）；多食海产品、禽类、瘦肉等动物性食品。

可根据控制体重的要求和体力活动的情况，全天摄入主食 150～300g（3～6 两）。提倡食用复合多糖类，如淀粉、玉米等；少吃生糖指数较高的葡萄糖、果糖及蔗糖，减少血糖的波动。

### ★ 保证优质蛋白摄入

无肾脏疾病的高血压患者每日蛋白质的摄入量以每千克体重 1g 为宜，动物蛋白和植物蛋白各占 50%，以保证优质蛋白的供应（优质蛋白包括肉、蛋、奶类）；但是高血压合并肾功能不全时，应限制蛋白质的摄入。

## 低盐饮食

提倡高血压患者每日钠盐的摄入量应在 6g 以下（每个限盐勺为 2g 盐量）。

中国人的口味普遍偏重，平均盐摄入量达到了 13g。大量资料表明，摄盐量高的地区及喜食咸食的人，高血压的发病率明显高于摄盐量低的地区及饮食清淡的人。限制钠盐的主要措施包括：尽可能减少烹调用盐，建议使用可定量的盐勺；减少味精、酱油等含钠盐的调味品用量；少食或不食含钠盐较高的各类加工食品，如咸菜、火腿、香肠以及各类炒货；增加蔬菜和水果的摄入量；肾功能良好者，使用含钾的烹调用盐。

## 增加体力活动

提倡每周进行至少 5 天、每天 30 分钟的规律有氧运动，具体运动的种类、强度、频度和持续时间可征求经治医师的意见，因人而异。较适宜老年人的运动项目有走路、慢跑、太极拳、游泳等。

## 限制饮酒

过量饮酒会引起血压升高，但是酒精摄入量与血压升高的水平是非线性相关还是呈 "J" 形曲线相关仍存在争议。建议饮酒者限制酒精量，决不提倡非饮酒者通过喝酒降压。多数男性，每日饮酒量不超过 2 饮 [30ml 的酒精（如 1.4 斤啤酒，6 两葡萄酒，1.7 两 38° 白酒）]，女性和低体重者每日饮酒不超过 1 饮。

## 戒烟、避免吸二手烟

吸烟是高血压和其他心血管疾病的危险因素，应停止吸烟并避免吸入二手烟。烟草中的尼古丁、一氧化碳等可导致动脉粥样硬化并可引起血管内皮功能异常，诱发血管痉挛，甚至导致血管壁上的斑块破裂，进一步加重高血压患者的血管损害并导致心血管事件。

# 高血压的药物治疗

常用的口服降压药物包括利尿剂、钙通道阻滞剂（CCB）、血管紧张素转换酶抑制剂（ACEI）、血管紧张素 II 受体阻滞剂（ARB）及 β 受体阻滞剂。

## 利尿剂

利尿剂价格便宜、降压效果好，尤其适用于合并心力衰竭、水肿的老年高血压患者。常用的有氢氯噻嗪、吲达帕胺、呋塞米、托拉塞米、安体舒通等。长期大量应用利尿剂可能引起糖脂代谢异常、电解质紊乱，应定期监测肾功能及电解质变化。

### 钙通道阻滞剂（CCB）

常用的二氢吡啶类 CCB 药物包括：氨氯地平（如络活喜、施慧达、压氏达）、非洛地平（波依定）、贝尼地平（可力洛）、拉西地平（乐息平）、硝苯地平（拜新同）、尼群地平等；非二氢吡啶类：维拉帕米、地尔硫草（如合心爽）等，主要不良反应：心率加快、面部潮红、头疼、下肢浮肿、腹胀、便秘等。

非二氢吡啶类 CCB 药物：维拉帕米、地尔硫草，除上述部分不良反应外，可抑制房室传导及心肌收缩力，使心率减慢，慎用于心功能不全、心脏房室传导异常及病态窦房结综合征患者。

### 血管紧张素转换酶抑制剂（ACEI）/ 血管紧张素Ⅱ受体阻滞剂（ARB）

ACEI 尤其适用于高血压合并心力衰竭、冠心病患者。常用：培哚普利（雅施达）、贝那普利（洛汀新）、福辛普利（蒙诺）、依那普利（悦宁定）、咪达普利（达爽）、卡托普利（开博通）等。最常见的不良反应是干咳，可能出现血钾升高，停药后症状可消失。

ARB 引起干咳的不良反应较 ACEI 少，常用：缬沙坦（代文）、氯沙坦（科素亚）、厄贝沙坦（安博维）、坎地沙坦（必洛斯）、替米沙坦（美卡素）、奥美沙坦酯（傲坦）等。

### β 受体阻滞剂

β 受体阻滞剂适用于伴有心率快或合并冠心病、慢性心力衰竭高血压患者的治疗。常用的有美托洛尔（倍他乐克及缓释片）、比索洛尔（康忻、博苏）、卡维地洛、阿尔马尔、阿替洛尔（氨酰心安）等。β 受体阻滞剂禁用于支气管哮喘、Ⅱ度及Ⅲ度以上房室传导阻滞、病态窦房结综合征患者。

### α 受体阻滞剂

不作为一线降压药，对于合并前列腺增生症状的高血压患者可选用，如哌唑嗪、特拉唑嗪（马沙尼）、多沙唑嗪（可多华）等。最常见的不良反应是体位性低血压，应从小剂量开始、睡前服用，根据患者的疗效逐渐调整剂量，并监测立卧位血压。

**小贴士**

### 如何选择适合自己的降压药？

1.降压药物各有其特点，应根据患者的个体特点选择高血压治疗药物。

（1）合并心力衰竭的患者首选利尿剂、血管紧张素转换酶抑制剂、β受体阻滞剂治疗；

（2）老年人首选钙通道阻滞剂和利尿剂；

（3）合并糖尿病肾病的高血压患者首选血管紧张素转换酶抑制剂或血管紧张素 II 受体阻滞剂；

（4）合并冠心病（心绞痛或心肌梗死）的患者首选 β 受体阻滞剂和血管紧张素转换酶抑制剂。

2.口服降压药物时应该注意什么？

（1）口服降压药应从小剂量开始，并根据需要逐步增加剂量，必要时可2 种或 2 种以上药物联合应用。

（2）降压疗效不佳或血压波动明显时，应及时就诊，不能擅自加药或停药。

（3）不提倡频繁换药，如用药 2～3 周后降压效果不理想，可在医师指导下增加剂量、加用或换用其他药物。

（4）由于大幅度的血压波动容易导致心脑血管事件，降压速度不宜太快。提倡选用长效制剂并联合使用降压药物。

# 高血压的治疗目标

普通高血压患者血压控制目标为＜ 140/90mmHg，能够耐受、合并糖尿病或肾病患者应＜ 130/80mmHg。≥65 岁老年人推荐血压控制目标

＜ 150/90mmHg，若能够耐受可降低至 140/90mmHg 以下。应根据患者具体情况个体化调整血压控制目标，治疗过程中需监测血压变化以及有无心、脑、肾灌注不足的临床表现，在强调降血压达标的同时，也不能过度降压。

## 高血压治疗中的监测

高血压患者治疗中应密切监测血压水平变化，血压测量包括诊室血压测量、动态血压监测和家庭自测血压。详细记录每次测量的收缩压、舒张压、年 / 月 / 日和具体时间，有利于医师全面了解病情，及时调整降压治疗方案，争取高血压治疗取得满意效果。

## 第四节　特殊人群的高血压管理

## 老年高血压

### 老年高血压的临床特点

老年高血压以收缩压增高为主、脉压增大；血压波动大，易发生体位性低血压和餐后低血压；血压昼夜节律异常更常见，表现为夜间血压下降幅度＜ 10%（非杓型）或＞ 20%（超杓型），甚至夜间血压反较白天升高（反杓型）；诊室高血压增多；常与多种疾病并存，并发症多；继发性高血压、隐匿性高血压容易漏诊，假性高血压易误诊。

### 老年高血压的控制目标

老年高血压治疗的主要目标是保护靶器官，最大限度地降低心脑血管事件和死亡的风险。≥ 65 岁老年人推荐血压控制目标＜ 150/90mmHg，若能够耐受可降低至 140/90mmHg 以下。对于收缩压 140 ～ 149mmHg 的老年患者，可考虑使用降压药物治疗，在治疗过程中需监测血压变化以及有无心、脑、肾灌注不足的临床表现。老年患者降压治疗应强调收缩压达标，强调在患者能耐受的前提下逐步降压达标，避免过快、过度降低血压。

### 老年高血压的诊治策略

1.降压药物小剂量开始，平稳降压；

2.降压药物慎重选择，严密观察有无降压治疗相关的脑供血不足及心肌缺血的症状及药物不良反应；

3.多药联合，逐步达标；

4.因人而异，个体化治疗；

5.监测立位血压，避免低血压；

6.重视家庭自测血压及 24 小时血压监测。

# 高血压合并糖尿病

伴有高血压的糖尿病患者更容易发生心、脑血管意外和周围血管病，糖尿病视网膜病变及肾脏病变的发生发展也更迅速，高血压又可加重糖尿病引起的损害，形成恶性循环。所以，糖尿病合并高血压的患者必须积极控制血糖，同时还要严格控制血压在正常范围（130/80mmHg）以内，避免服用影响胰岛素代谢的降压药物。

糖尿病合并高血压的患者应坚持运动和减轻体重等非药物治疗。运动和减轻体重是防治高血压和糖尿病的重要措施，不仅能改善组织对胰岛素的敏感性，减少胰岛素和口服降糖药的剂量，并对轻、中度高血压有降压作用。

# 睡眠呼吸暂停综合征相关的高血压

常表现为睡眠时或睡醒后血压升高，多为顽固性高血压（服用 3 种降压药物，血压仍不能被控制的高血压），发病原因可能与睡眠时气道阻塞引起睡眠呼吸暂停，导致心率波动、血氧饱和度下降、二氧化碳浓度升高有关，长期可造成周围阻力小动脉发生代偿性改变（管壁肥厚、管腔狭窄），使血压升高，并常伴发各种心律失常及其他心血管疾病。此类高血压患者经及时治疗睡眠呼吸暂停后，大多数患者的血压可明显下降，甚至恢复正常。

## 第五节　特别提示

## 家庭中应选择什么样的血压计？

常用的血压计分水银柱式和电子式 2 种。

### 水银柱式血压计

测量的准确性和稳定性较高，体积稍大，不便携带，且对测量者的要求比较高，如果操作不当，容易产生误差。

### 电子血压计

外观轻巧，携带方便，操作简便，显示清晰，适合一般家庭使用。目前市面上出售的电子血压计，按测量部位可分为手腕式与手臂式，按测量方式可分为全自动式与半自动式。全自动臂式电子血压计更适合家庭使用。手腕式血压计携带方便，但对老年人或存在外周血管硬化者容易出现测量误差。

## 测量血压时的注意事项

1.测量血压时，被测者不要说话，不要移动手臂或身体。

2. 需连续测量时，应松开袖带使手臂休息 3 分钟左右再进行测量。

3. 先保持 5 ～ 10 分钟的安静状态后再进行测量，测量时应取坐姿（图 3-1）。

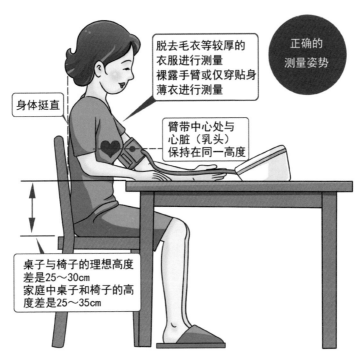

图 3-1　全自动臂式血压计的使用方法

## 为什么在不同时间测量血压读数不同？

在不同时间测量血压往往读数不同，有时差异相当大，这可能与被测量者自身血压波动、外界环境因素影响或测量误差有关。和大多数生命现象一样，血压有周期性变化的特性，无论是正常人还是高血压患者，其血压随季节波动，冬天往往比夏天高；此外，受人体激素水平的影响，血压呈昼夜性波动，上午 9 ～ 10 点血压最高，此后下降，在下午 4 ～ 6 点血压再次升高，以后逐渐下降，夜间睡眠中血压降到最低点，健康成年人的夜间血压较日间降低 10% ～ 20%（杓型血压节律）。高血压患者常伴有血压昼夜节律的异常，表现为夜间血压下降幅度＜10%（非构型）或＞20%（超构型），甚至夜间血压反较白天升高（反构型）。

血压还可因吸烟、酒精、含咖啡因饮料及情绪激动等因素影响而发生变化，测量血压时必须避免上述因素的影响。不能仅凭一次测量的血压值来确定是否为高血压，应在舒适安静的环境和准确的操作下重复测量，才能准确地评价血压。

如果医院的血压测量值高于家中测量值，经核对家中测量方法可靠时，我们称之为"白大衣高血压"（或"诊室高血压"），这时应以家中测量的血压为准。

# 高血压需要终生治疗吗？

高血压患者常需要终生服用降压药物。

通常，高血压患者有效控制血压、降压达标，才能减少并发症、改善远期预后。若血压降至正常范围，患者可在医师指导下根据血压变化调整降压药剂量和种类，避免血压过高或过低引起的不良反应。建议每半年进行 1 次全面体检，监测降压药物的治疗效果、不良反应、是否出现合并症及靶器官损害。

# 血压"晨峰现象"

正常人的血压不仅随季节周期性变化，而且在每天的 24 小时内亦有波动。部分患者表现为清晨血压升高，称为"晨峰现象"，减少血压"晨峰现象"，对于预防心脑血管事件至关重要。

可通过以下措施预防"晨峰现象"：

1. 尽量使用长效的降压药物；

2. 注意每天早晨起床后尽快服用降压药物；

3. 对于夜间和清晨血压难以控制者，可在睡前服药；

4. 早上起床后测血压，如发现清晨血压升高，应及时就诊，寻找原因，并请医师调整降压方案。

# 注意预防体位性低血压

### ★ 体位性低血压的概念

体位性低血压是指从卧位改变为直立体位的 3 分钟内，收缩压下降 ≥ 20mmHg 或舒张压下降 ≥ 10mmHg，同时伴有头晕或晕厥等脑循环灌注不足的症状。

### ★ 体位性低血压的易发人群

急性病导致的失水过多、液体入量不足，服用利尿剂、扩血管药物，以及平时活动少和长期卧床的患者，在突然站立后都容易引起体位性低血压。

## 参考文献

1.《中国高血压防治指南》修订委员会 . 中国高血压防治指南 2018 年修订版 . 中国心血管杂志，2019，24（1）：24-56.

2. 中国老年学和老年医学学会心脑血管病专业委员会，中国医师协会心血管内科医师分会 . 老年高血压的诊断与治疗中国专家共识（2017 版）. 中华内科杂志，2017，56（11）：885-893.

3. James PA，Oparil S，Carter BL，etal. 2014 evidence-based guideline for the management of high blood pressure in adults: report from the panel members appointed to the Eighth Joint National Committee（JNC 8）. JAMA，2014，311（5）：507-520.

呵护 ❤ 健康

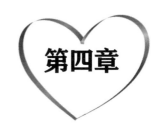

# 第四章

# 血脂异常

血脂异常又称为高脂血症，分为高胆固醇血症、高甘油三酯血症、混合型高脂血症和低 HDL-C 血症。由于血脂异常包括血浆中 HDL-C 降低，所以将其称为血脂异常比高脂血症更准确。部分血脂异常继发于其他因素，如甲状腺功能异常、肾病综合征、肝脏疾病，以及使用糖皮质激素、长时间服用较大剂量的利尿剂和 β 受体阻滞剂等药物。

## 第一节 血脂和血脂异常

血脂是血清中所有脂类物质的总称，包括胆固醇、甘油三酯、磷脂及游离脂肪酸等。与临床密切相关的血脂主要是胆固醇和甘油三酯。血脂不溶于水，必须与特殊的蛋白质即载脂蛋白结合形成脂蛋白才能溶于血液，被运输至组织进行代谢。

临床上血脂检测的主要项目为总胆固醇（TC）、甘油三酯（TG）、高密度脂蛋白胆固醇（HDL-C）和低密度脂蛋白胆固醇（LDL-C），还可检测载脂蛋白 A（Apo A）、载脂蛋白 B（Apo B）和脂蛋白 a[Lp（a）]。

## 如何发现和检测血脂异常？

血脂异常本身并没有什么症状，容易被忽视。常规的健康体检是发现血脂异常的主要途径。为了及时发现血脂异常，建议 20 ～ 40 岁的成年人至少每 5 年测量 1 次血脂；建议 40 岁以上的男性和绝经期后女性每年检查血脂；动脉粥样硬化性心血管疾病（ASCVD）患者及其高危人群，应每 3 ～ 6 个月测定 1 次血脂。因 ASCVD 而住院的患者，应在入院时或入院 24 小时内检测血脂。

血脂检查的重点对象：①有 ASCVD 病史者；②存在多项 ASCVD 危险因素（如高血压、糖尿病、肥胖、吸烟）的患者；③有早发性心血管家族史者（指男性一级直系亲属在 55 岁前或女性一级直系亲属在 65 岁前患缺血性心血管病），或有家族性高脂血症者；④皮肤或肌腱黄色瘤及跟腱增厚者。

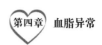

## 血脂异常的诊断

血脂水平合适和异常分层标准见表 4-1。

表 4-1　血脂水平合适和异常分层标准 [mmol/L（mg/dl）]

| 分层 | TC | LDL-C | HDL-C | 非 HDL-C | TG |
|---|---|---|---|---|---|
| 理想水平 | — | < 2.6（100） | — | < 3.4（130） | — |
| 合适范围 | < 5.2（200） | < 3.4（130） | — | < 4.1（160） | < 1.70（150） |
| 边缘升高 | ≥ 5.2（200）且 < 6.2（240） | ≥ 3.4（130）且 < 4.1（160） | — | ≥ 4.1（160）且 < 4.9（190） | ≥ 1.7（150）且 < 2.3（200） |
| 升高 | ≥ 6.2（240） | ≥ 4.1（160） | — | ≥ 4.9（190） | ≥ 2.3（200） |
| 降低 | — | — | < 1.0（40） | — | — |

# 第二节　血脂异常的综合评估

## 血脂异常有什么危害？

血脂异常时脂质在血管壁上沉积并形成斑块，称为动脉粥样硬化。斑块破裂后在血管局部诱发血栓、血管痉挛，使血管完全或部分堵塞，导致血流变慢甚至中断，相应供血部位会出现组织缺血或坏死的表现，引发心血管事件。病变发生在供应心脏的冠状动脉，即为冠心病，可表现为心绞痛、心肌梗死甚至猝死；病变发生在脑血管，可表现为短暂脑缺血发作、脑卒中。血脂异常还可导致脂肪肝、周围血管病、老年痴呆等。

胆固醇、LDL-C是导致动脉粥样硬化的重要原因，胆固醇越高，患心血管病的风险越高。血中胆固醇每升高10%，发生冠心病的风险就增加20%，因心脑血管疾病导致死亡的危险增加23%。HDL-C是动脉粥样硬化的保护因素，HDL-C每增加0.4mmol/L（15mg/dl），冠心病的危险就减少2%～3%。

高甘油三酯血症可导致胆石症、胰腺炎等疾病。近年有研究提示，高甘油三酯血症与冠心病密切相关，可能通过影响LDL或HDL的结构而增强致动脉粥样硬化的作用。伴有高甘油三酯血症、低HDL-C、高胰岛素血症/胰岛素抵抗、高凝状态、高尿酸血症、高血压、脂肪肝及腹型肥胖等称为代谢综合征，患者发生心血管事件的风险升高。

# 血脂异常如何评估？

基于个体是否患ASCVD、所合并的心血管病危险因素和血脂水平进行评估，对血脂异常患者进行心血管病危险分层，治疗也根据个体的疾病及危险因素情况决定。凡临床上诊断为ASCVD，包括急性冠状动脉综合征（ACS）、稳定性心绞痛、血运重建术后、缺血性心肌病、缺血性脑卒中、短暂性脑缺血发作、外周动脉粥样硬化病等患者均属极高危人群。在非AsCVD人群中，需根据胆固醇水平和危险因素的严重程度及其数目多少，进行危险评估，分为高危、中危或低危。符合下列条件之一者直接列入高危人群：① LDL-C ≥ 4.9mmol/L 或 TC ≥ 7.2mmol/L；②糖尿病患者1.8mmol/L ≤ LDL-C < 4.9mmol/L 或 3.1 mmol/L ≤ TC < 7.2mmol/L，且年龄 ≥ 40岁。不符合上述情况者，根据以下流程评估ASCVD 10年发病危险。其中，对于ASCVD 10年发病危险为中危且年龄 < 55岁者，评估余生危险时，具有以下任意2项或以上危险因素者，定义为高危：①收缩压 ≥ 160mmHg 或舒张压 ≥ 100mmHg；②非HDL-C ≥ 5.2mmol/L（200mg/dl。非HDL-C是指除HDL以外其他脂蛋白中含有的胆固醇总和，计算公式：非HDL-C=TC-HDL-C）；③ HDL-C < 1.0mmol/L（40mg/dl）；④体重指数（BMI）≥ 28kg/m²；⑤吸烟（图4-1）。

符合下列任意条件者，可直接列为高危或极高危人群

极高危：ASCVD 患者。

高危：（1）LDL-C ≥ 4.9mmol/L 或 TC ≥ 7.2mmol/L。

（2）糖尿病患者 1.8mmol/L ≤ LDL-C < 4.9mmol/L（或）3.1mmol/L 且年龄 ≥ 40 岁。

不符合者，评估 10 年 ASCVD 发病危险

| 危险因素<br>个数 * | 血清胆固醇水平分层（mmol/L） | | |
| --- | --- | --- | --- |
| | 3.1 ≤ TC < 4.1（或）<br>1.8 ≤ LDL-C < 2.6 | 4.1 ≤ TC < 5.2（或）<br>2.6 ≤ LDL-C < 3.4 | 5.2 ≤ TC < 7.2（或）<br>3.4 ≤ LDL-C < 4.9 |
| 无高血压　0 ~ 1个 | 低危（< 5%） | 低危（< 5%） | 低危（< 5%） |
| 2个 | 低危（< 5%） | 低危（< 5%） | 中危（5% ~ 9%） |
| 3个 | 低危（< 5%） | 中危（5% ~ 9%） | 中危（5% ~ 9%） |
| 有高血压　0个 | 低危（< 5%） | 低危（< 5%） | 低危（< 5%） |
| 1个 | 低危（< 5%） | 中危（5% ~ 9%） | 中危（5% ~ 9%） |
| 2个 | 中危（5% ~ 9%） | 高危（≥ 10%） | 高危（≥ 10%） |
| 3个 | 高危（≥ 10%） | 高危（≥ 10%） | 高危（≥ 10%） |

ASCVD 10 年发病危险为中危且年龄 < 55 岁者，评估余生危险

具有以下任意 2 项及以上危险因素者，定义为高危：

◎ 收缩压 ≥ 160mmHg 或舒张压 ≥ 100mmHg　　◎ BMI ≥ 28kg/m²

◎ 非 HDL-C ≥ 5.2mmol/L（200mg/dl）　　◎ 吸烟

◎ HDL-C < 1.0mmol/L（40mg/dl）

注：* 包括吸烟、低 HDL-C 及男性 ≥ 45 岁或女性 ≥ 55 岁。慢性肾病患者的危险评估及治疗请参见特殊人群血脂异常的治疗。ASCVD　动脉粥样硬化性心血管疾病。TC　总胆固醇。LDL-C　低密度脂蛋白胆固醇。HDL-C　高密度脂蛋白胆固醇。非 HDL-C　非高密度脂蛋白胆固醇。BMI　体重指数。1mmHg=0.133kPa。

图 4-1　中国成人血脂异常防治指南（2016 年修订版）推荐的评估流程

## 第三节　血脂异常的治疗

治疗血脂异常能够延缓甚至逆转动脉粥样硬化病变的进展、减少发生心血管事件及死亡的危险。保持健康的生活方式是治疗血脂异常的基本措施。是否进行药物治疗，需根据血脂异常患者 ASCVD 的危险程度决定。LDL-C 是首要干预靶点，非 HDL-C 是次要干预靶点。

# 血脂异常的调脂治疗目标

根据个体心血管病发病危险程度决定需要降低 LDL-C 的目标值，不同危险人群需要达到的 LDL-C/ 非 HDL-C 目标值不同。非 HDL-C 目标值比 LDL-C 目标值约高 0.8mmol/L（30mg/dl）（表 4-2）。

表 4-2 不同 ASCVD 危险人群降 LDL-C/ 非 HDL-C 治疗达标值

| 危险等级 | LDL-C | 非 HDL-C |
|---|---|---|
| 低危、中危 | < 3.4mmol/L（130mg/dl） | < 4.1mmol/L（160mg/dl） |
| 高危 | < 2.6mmol/L（100mg/dl） | < 3.4mmol/L（130mg/dl） |
| 极高危 | < 1.8mmol/L（70mg/dl） | < 2.6mmol/L（100mg/dl） |

注：摘自《中国成人血脂异常防治指南（2016 年修订版）》。

经调脂药物治疗而 LDL-C 基线值较高不能达到治疗目标值者，LDL-C 应至少降低 50%；极高危患者 LDL-C 基线水平在目标值以内者，LDL-C 仍应降低 30% 左右。药物治疗的首要目标是降低 LDL-C，首选他汀类药物。起始宜应用中低剂量他汀，根据个体调脂疗效和耐受情况调整剂量。2018 年美国血胆固醇管理指南建议，若使用最大耐受量他汀类药物 LDL-C 不达标（特别是极高危患者），可联合胆固醇吸收抑制剂依折麦布，仍不达标可联用 PCSK9 抑制剂。

对于轻中度甘油三酯水平升高 [2.26 ～ 5.63mmol/L（200 ～ 500mg/dl）] 者，降低 LDL-C 水平仍为主要目标；重度高甘油三酯血症 [ > 5.65mmol/（500mg/dl）] 者，首先应降低甘油三酯以预防急性胰腺炎发作。

# 健康生活方式治疗

健康生活方式对血脂异常患者的治疗尤为重要，所有患者均应改变不良生活习惯。主要包括合理膳食、禁烟、限酒、减轻体重、坚持运动、保持心理健康（详见第二章）（表 4-3）。

表 4-3 生活方式改变基本要素

| 要素 | 建议 |
|------|------|
| 限制 LDL-C 升高的膳食成分 | |
| 饱和脂肪酸 | ＜总能量 7% |
| 膳食胆固醇 | ＜ 300mg/d |
| 增加降低 LDL-C 的膳食成分 | |
| 植物固醇 | 2 ～ 3g/d |
| 水溶性膳食纤维 | 10 ～ 25g/d |
| 总能量 | 调节到能够保持理想体重或减轻体重 |
| 身体活动 | 保持中等强度锻炼，每天至少消耗 200kcal 热量 |

注：LDL-C，低密度脂蛋白胆固醇。摘自《中国成人血脂异常防治指南（2016 年修订版）》。

# 血脂异常的治疗药物

## 他汀类药物

他汀类药物是最常用的调脂药物，通过抑制 HMG-CoA 还原酶而阻止胆固醇在体内合成。他汀类药物主要可降低胆固醇和 LDL-C，降低甘油三酯、轻度升高 HDL，是防治动脉粥样硬化性疾病的重要药物。大量临床研究证实，他汀类药物是安全、有效的调脂药物。各种他汀类药物及常用剂量见表 4-4。

他汀类药物的治疗强度见表 4-5。

表 4-4 他汀类药物及常用剂量

| 他汀类药物 | 常用剂量 |
|------------|----------|
| 瑞舒伐他汀（可定） | 5 ～ 10mg/d |
| 阿托伐他汀（立普妥、阿乐） | 10 ～ 20mg/d |
| 辛伐他汀（舒降之） | 10 ～ 20mg/d |
| 普伐他汀（普拉固、美百乐镇） | 20 ～ 40mg/d |
| 氟伐他汀（来适可） | 40 ～ 80mg/d |

注：洛伐他汀：中药血脂康胶囊主要成分为洛伐他汀及他汀同系物，每粒约含 2.5mg 洛伐他汀，常用剂量为 0.6mg（2 粒）/ 次，2 次 / 日。

他汀类药物多在睡前服用，阿托伐他汀、瑞舒伐他汀可在一天中任何时间服用，洛伐他汀、血脂康与食物同时服用吸收更好。

绝大多数患者对他汀的耐受性良好，不良反应多见于使用大剂量他汀治疗或联合用药者。

**★ 他汀类药物有哪些主要不良反应？**

1. 肝功能异常：肝酶异常是他汀类药物最常见的不良反应，ALT升高＞3倍正常上限的发生率约为0.5%～2.0%，多发生在开始用药后的3个月内，呈剂量依赖性。他汀相关的严重肝损害较少见。在使用大剂量他汀类药物时，肝酶异常的发生率增高。服用他汀类药物后如出现转氨酶升高，应寻找酐酶异常的原因，在医师指导下调整治疗方案；升高超过正常上限的3倍时，应停药或将他汀减量；升高＜正常上限的3倍时，可监测肝酶变化。肝酶正常后，他汀减量或选用另一种他汀后，肝酶并不一定再次升高。

表 4-5 他汀类药物的治疗强度

| 高强度他汀治疗（每日剂量可降低 LDL-C ≥ 50%） | 中强度他汀治疗（每日剂量可降低 LDL-C 25% ～ 50%） |
|---|---|
| 阿托伐他汀 40 ～ 80mg* 瑞舒伐他汀 20mg | 阿托伐他汀 10 ～ 20mg 瑞舒伐他汀 5 ～ 10mg 氟伐他汀 80mg 洛伐他汀 40mg 匹伐他汀 2 ～ 4mg 普伐他汀 40mg 辛伐他汀 20 ～ 40mg 血脂康 1.2g |

注：*阿托伐他汀 80mg 我国人群获益证据不足，须谨慎使用。

2. 肌肉损害：他汀类药物相关的肌损害可表现为：①肌痛或乏力，不伴肌酸激酶增高；②肌炎、肌痛或乏力等肌肉症状伴肌酸激酶增高；③横纹肌溶解，有肌痛或乏力等肌肉症状并伴有肌酸激酶显著增高（超过正常上限 10 倍）、血肌酐升高，常有尿色变深及肌红蛋白尿，可引起急性肾衰竭。他汀治疗诱发横纹肌溶解的风险为 0.04% ～ 0.2%，相关肌肉症状的发生率为 1.5% ～ 3.0%，老年人为 0.8% ～ 13.2%。老年、瘦弱女性、肝肾功能异常、多种疾病并存、多种药物合用者及围术期患者容易发生他汀类药物相关的肌病。服用他汀类药物后如出现肌痛或肌酶升高，应排除其他原因所致的肌酶升高，如创伤、剧烈运动、甲状腺疾病、感染、原发性肌病等，在医师指导下进行治疗调整；升高超过正常上限的 5 倍，应停药；升高＜正常上限的 5 倍，将他汀类药物减量或换用其他种类他汀；同时监测肌酸激酶、尿常规和肾功能变化。

3. 新发糖尿病：长期服用他汀有增加新发糖尿病的危险，发生率约为 10%，与使用大剂量他汀类药物相关，糖耐量异常患者更易发生。因他汀类对心血管疾病的总体益处远大于新增糖尿病的危险，因此，无论是糖尿病高危人群还是糖尿病患者，有他汀类治疗适应证者均应坚持服用。

4. 他汀类药物的其他不良反应

还包括头痛、失眠，以及消化不良、腹泻、腹痛、恶心等症状。有个别报道他汀治疗可引起认知功能障碍，停药物后症状可消失。

**★哪些因素导致他汀类药物不良反应增加？**

与他汀类药物合用导致不良反应增加的药物有：大环内酯类抗菌药物（如红霉素类、克拉霉素）、吡咯类抗真菌药（如奈法唑酮、伊曲康唑）、利福平、贝特类（尤其是吉非贝齐）、环孢素、他莫昔芬、胺碘酮、华法林、硝苯地平、维拉帕米、地尔硫䓬、卡维地洛、西咪替丁、质子泵抑制剂、HIV 蛋白酶抑制剂等。大量饮用西柚汁、酗酒等可增加发生肌病的风险。

**★慢性肾脏病患者是否应该使用他汀类药物？**

他汀类药物可降低慢性肾脏病（1～5 期）非透析患者的心血管事件及死亡风险，相对获益随着肾功能下降而降低。因此，应该使用他汀类药物治疗血脂异常。由于肾功能不全患者容易发生他汀类药物相关的不良反应，对于肾功能受损 [GFR ＜ 60ml/（min·1.73m$^2$）] 患者推荐使用中小剂量并监测肾功能、肝酶、肌酶的变化，及时调整他汀类药物剂量和种类。

## 贝特类

主要可降低甘油三酯和升高 HDL-C。是目前常用的高甘油三酯血症治疗药物。常用的为非诺贝特（力平之），剂量 200mg，1 次 / 日。可出现肝功能异常、肌痛、肌肉抽搐甚至横纹肌溶解，与他汀类药物合用时更容易出现不良反应。

### 烟酸及衍生物

以降低甘油三酯、升高 HDL-C 为主。用于甘油三酯明显升高，HDL-C 水平降低的患者。烟酸缓释剂的常用剂量为 1000 ~ 1500mg/d。烟酸衍生物阿昔莫司不良反应较少，剂量为 0.25g，2 ~ 3 次 / 日，饭后服用，维持量可为 0.25g/d。普通烟酸制剂不良反应较多，已不再使用。

### 胆固醇吸收抑制剂

主要通过抑制肠道胆固醇吸收来降低胆固醇和 LDL-C，可作为他汀类药物降低胆固醇、LDL-C 疗效不佳时的补充治疗。使用最大耐受量他汀类药物后 LDL-C 不达标者，可加用胆固醇吸收抑制剂。常用依折麦布，剂量为 5 ~ 10mg，1 次 / 日。少数患者可出现肝功能异常。

### 胆酸螯合剂

主要用于经他汀类药物治疗后需进一步降低胆固醇的补充治疗。因胃肠道不良反应大，临床已较少使用。

### 鱼油制剂 (ω-3 多不饱和脂肪酸, ω-3 PUFA)

可降低甘油三酯 20% ~ 30%，升高 HDL-C 6% ~ 8%，有改善乳糜微粒血症的作用。与他汀类或其他降脂药合用可增加疗效，可减少其他降脂药物用量而不增加不良反应。最新的 REDUCE-IT 研究表明，对于 ASCVD、有糖尿病或其他危险因素的患者，在他汀类药物基础上使用二十碳五烯酸乙酯（EPA）4g/d，可进一步降低心血管事件，兼具降低甘油三酯作用。

与食物同服减少消化道不良反应并增加疗效，有效剂量为 3 ~ 6g/d，不良反应较少，可出现消化道症状如恶心、消化不良、腹胀、腹泻、便秘等。

### 普罗布考

可降低胆固醇、LDL-C，因不良反应和降低 HDL-C 而很少使用。常用剂量 0.5g，2 次 / 日。约 10% 的患者有腹泻、腹胀、腹痛、恶心的症状，严重的不良反应包括引起 Q-T 间期延长和恶性心律失常。

## 前蛋白转化酶枯草溶菌素 9（PCSK9）抑制剂

是一种新型调脂药物，通过抑制 PCSK9 增加细胞表面低密度脂蛋白 LDL 受体数量，增强他汀类药物的疗效，可大幅度降低 LDL-C，抑制动脉粥样硬化进展，可降低心血管风险。使用最大耐受量他汀类药物及依折麦布后，LDL-C 不达标的患者（特别是极高危、家族性高胆固醇血症患者），可加用 PCSK9 抑制剂。PCSK9 抑制剂每 2 周或每月注射 1 次，治疗费用昂贵。

### 参考文献

1. Grundy S M，Stone N J，Bailey A L，et al. 2018 AHA/ACC/AACVPR/AAPA/ABC/ACPM/ADA/AGS/APhA/ASPC/NLA/PCNA Guideline on the Management of Blood Cholesterol：A Report of the American College of Cardiology/American Heart Association Task Force on Clinical Practice Guidelines. Circulation，2019，139（25）：e1082-e1143.

2. Bhatt D L，Steg P G，Miller M，et al. REDUCE-IT Investigators. Cardiovascular Risk Reduction with Icosapent Ethyl for Hypertriglyceridemia. N Engl J Med，2019，380（1）：11-22.

## 第四节 不同类型血脂异常的治疗方法

## 高胆固醇血症

在进行生活方式调整的同时，需根据危险分层决定何时使用调脂药物进行治疗。如果需要应用药物治疗，应首选他汀类药物。可根据个体特点选择不同的他汀类药物并根据疗效调整剂量。

## 高甘油三酯血症

消除诱因、进行生活方式的改变可有效降低甘油三酯。甘油三酯水平为 1.70 ～ 2.26mmol/L 者，主要采取非药物治疗措施，如调整饮食结构、减轻体重、增加体力活动。甘油三酯水平为 2.26 ～ 5.50mmol/L 者，可使用烟酸类或贝特类药物。甘油三酯水平≥ 5.65mmol/L 时，治疗首选贝特类或烟酸类药物。ω–3 PUFA（鱼油）可降低甘油三酯，贝特类或烟酸类与 ω–3 PUFA 合用常可获得较好疗效，而很少发生药物不良反应。上述治疗不能获得满意疗效者，可加用他汀类药物降低甘油三酯水平。

## 混合型血脂异常

在进行生活方式调整的基础上，首先强调 LDL-C 达标，通常首选他汀类药物。他汀类药物以降低 LDL-C 为主，可不同程度地降低胆固醇、甘油三酯和升高 HDL-C。在 LDL-C 达标后，应根据甘油三酯水平决定进一步的治疗方案。如果甘油三酯 > 2.26 mmol/L（200mg/dl）可选用与贝特或烟酸类合用。他汀 / 贝特类或他汀 / 烟酸类联合比单用他汀类药物治疗混合型血脂异常疗效更佳，但合并用药可增加发生不良反应的危险。他汀类与贝特类或烟酸类药物合用，可增加肝功能异常、肌炎、肌病及横纹肌溶解的危险。他汀类药物与鱼油或 ω–3 PUFA（3 ～ 5g/d）合用可增加降脂疗效，减少他汀用量和不良反应。

## 低 HDL-C 血症

戒烟、减轻体重、进行规律的体力活动、增加鱼油或 ω–3 PUFA 摄入有助于升高 HDL-C。应首先鼓励患者进行生活方式的调整，培养健康的生活习惯。烟酸、贝特类或他汀类药物均可不同程度地升高 HDL-C。目前尚缺乏升高 HDL-C 获益的临床证据。

## 第五节　调脂治疗的注意事项

治疗性生活方式改变（TLC）和调脂药物治疗必须长期坚持，才能获得良好的临床益处。多数血脂异常为体内代谢系统异常所致，在停药后血脂会再次升高甚至反跳，研究显示停用他汀类药物可使心血管事件增加。调脂药物应坚持长期甚至终生服用，如无特殊理由不应停药。血脂达到理想水平后，应在医师指导下调整他汀类药物剂量。服用过程中需要监测血脂控制情况和是否出现药物不良反应。

## 何时复查？复查哪些指标？

生活方式治疗 3～6 个月后复查血脂水平，达标者 6 个月至 1 年后复查，如持续达标，以后每年复查 1 次。服用调脂药物治疗开始后 4～8 周复查血脂及转氨酶（AST、ALT）和肌酸激酶（CK），如能达到目标值且无药物不良反应，每 6～12 个月复查 1 次。如治疗 3～6 个月复查血脂仍未达到目标值，则需要调整他汀剂量、种类或联用其他调脂药物治疗，4～8 周后再复查，达到目标值后每 6～12 个月复查血脂、肝酶和肌酶。

## 服用调脂药物过程中需要注意什么？

尽管他汀类药物对多数患者安全、耐受性良好，但少数患者仍可能出现肝功能异常、肌肉损害等不良反应，应注意监测。使用较大剂量调脂药物或与其他药物合用时不良反应可增加，因此降脂药物治疗需要个体化，依据患者的心血管病危险分层和血脂水平选择治疗药物和起始剂量。

肝功能异常表现为纳差、上腹不适，实验室检查发现 ALT 和 AST 升高。肌损害时可出现肌痛、肌炎，甚至横纹肌溶解，实验室检查发现 CK 升高。在治疗过程中，应注意有无肌痛、肌压痛、肌无力、乏力等症状。女性、体型瘦小、合并慢性肾功能不全、围术期、存在低血容量的老年患者发生肌病的危险增加，应严格掌握适应证并监测不良反应。

对于不能耐受他汀的患者，可考虑：①更换另一种他汀；②减少他汀剂量；③隔日用药。

呵护 ❤ 健康

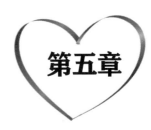

第五章

# 糖尿病及糖尿病前期

我国已成为全世界糖尿病患病人数最多的国家。2013 年发表的调查结果显示，我国成年人糖尿病患病率为 9.7%。根据国际最新临床诊断标准，同时参考 $HbA_{1C}$ 水平进行诊断，2010 年我国成年人糖尿病患病率为 11.6%，约 1.139 亿人；估算的糖尿病前期患病率约为 36%，也就是说，存在糖耐量异常的人群约为 1.4 亿。

<table>
<tr><td>第一节</td><td>什么是糖尿病和糖尿病前期？</td></tr>
</table>

糖尿病是血液中的葡萄糖水平过高。高血糖是由于胰腺的胰岛细胞分泌胰岛素减少或胰岛素调控葡萄糖代谢能力下降（胰岛素抵抗）。长期存在的高血糖可导致各种组织器官，特别是眼、肾、心脏、神经以及血管损害，引起功能障碍。急性血糖显著升高者可发生酮症酸中毒或高渗昏迷，而糖尿病在治疗过程中可能发生低血糖导致患者不适，甚至出现生命危险。因此，糖尿病又被称为"甜蜜"的杀手。

糖尿病前期是介于糖尿病和正常血糖之间的一种状态，指空腹血糖和（或）口服75g葡萄糖耐量试验（OGTT）2小时血糖升高，但未达到糖尿病的诊断标准。糖尿病前期分为三种类型：空腹血糖受损、糖耐量受损、空腹血糖受损合并糖耐量受损。

<table>
<tr><td>第二节</td><td>糖尿病和糖尿病前期的诊断标准</td></tr>
</table>

## 糖尿病的诊断标准

1. 空腹血糖（FPG）≥ 7.0mmol/L。空腹定义为至少 8 小时内无热量摄入。

2. 口服葡萄糖耐量试验（OGTT）2 小时血糖≥ 11.1mmol/L。

3. 在伴有典型的高血糖或高血糖危象症状的患者，随机血糖≥ 11.1mmol/L。

在无明确高血糖时，应通过重复检测来证实标准 1 或标准 2。

# 糖尿病前期的诊断标准

1. 空腹血糖受损：空腹血糖 5.6 ～ 6.9mmol/L。

2. 糖耐量受损：OGTT 2 小时血糖 7.8 ~~ 11.0mmol/L。

3. 空腹血糖受损合并糖耐量受损：空腹血糖 5.6 ～ 6.9mmol/L 且 OGTT 2 小时血糖 7.8 ～ 11.0mmol/L。

## 第三节　糖尿病和糖尿病前期的症状

糖尿病前期一般无症状，容易被忽视。

## 糖尿病的典型症状

糖尿病早期血糖轻度升高时通常无明显症状，大多数患者是通过体检发现，或因其他症状就诊发现，如视力下降或反复发生感染等。口渴、多饮、多尿、多食和体重下降，常常称之为"三多一少"。症状是否明显和血糖的严重程度相关，血糖越高，症状越明显。

## 长期血糖升高的危害

长期高血糖可导致各组织器官病理和功能改变，发生眼、肾、神经及血管病变，表现为视物下降或模糊，严重者失明；蛋白尿，严重者尿毒症；肢体麻木、痉挛、皮肤异常感觉，足溃疡和肢体坏疽。糖尿病或血糖异常患者容易发生冠心病、脑卒中等，也被称为心脑血管病的等危症。

## 第四节 糖尿病的分型

糖尿病分为1型糖尿病、2型糖尿病、妊娠糖尿病及其他特殊类型的糖尿病。其中，2型糖尿病所占的比例约为95%。

1型糖尿病多发生于青少年，病因不清，可能与自身免疫系统缺陷有关。由于胰岛素分泌显著下降或缺失，必须依赖外源性胰岛素补充以维持生命。

2型糖尿病多发生于成年人，胰岛素调控葡萄糖代谢能力下降（胰岛素抵抗）伴随胰岛素分泌减少（或相对减少）。诱因包括进食过多，尤其高脂肪、高蛋白和甜食、高热量食物，肥胖，长期静坐工作及运动减少等。

## 第五节 糖尿病高危人群的筛查

1. 年龄 ≥ 40 岁；

2. 既往有糖尿病前期病史；

3. 超重、肥胖（BMI ≥ 24kg/m²），男性腰围 ≥ 90cm，女性腰围 ≥ 85cm）；

4. 静坐的生活方式；

5. 2型糖尿病者的直系亲属；

6. 有巨大儿（出生体重 ≥ 4kg）生产史，妊娠糖尿病史；

7. 高血压或正在接受降压治疗；

8. 血脂异常或正在接受调脂治疗；

9. 动脉粥样硬化性心脑血管疾病患者；

10. 有一过性类固醇性糖尿病病史者；

11. 多囊卵巢综合征患者；

12. 精神病和（或）长期接受抗抑郁症药物治疗的患者。

## 第六节　糖尿病的并发症

## 糖尿病的急性并发症

糖尿病急性并发症主要包括糖尿病酮症酸中毒、非酮症性高渗性昏迷、糖尿病乳酸性酸中毒、低血糖昏迷。其中，糖尿病酮症酸中毒是最常见的急性并发症，高龄或幼儿患者死亡率较高；糖尿病乳酸性酸中毒发生率不高，大多发生在伴有肝肾功不全，或伴有慢性心肺功能不全等缺氧性疾病患者，尤其是同时服用双胍类药物者，需急诊或住院治疗。

## 糖尿病的慢性并发症

糖尿病慢性并发症与糖尿病的病程长短有关，多由于长期血糖控制不佳所致。高血糖影响人体的各个器官、系统，影响患者生活质量和寿命。长期得不到良好血糖控制的糖尿病患者，容易合并多种并发症。

### ★ 感染

高血糖状态有利于细菌在体内生长繁殖，同时高血糖状态也抑制白细胞吞噬细菌的能力，使患者的抗感染能力下降。常见的有泌尿道感染、呼吸道感染、

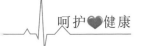

皮肤感染等。

### 糖尿病肾病

是糖尿病常见而难治的微血管并发症，为糖尿病患者的主要死因之一。早期出现蛋白尿，严重者发生肾功能不全，甚至尿毒症。

### 心脏病变

常见的心脏并发症有冠心病、心脏扩大、心力衰竭、心律失常和心源性猝死等。

### 神经病变

临床表现为四肢自发性疼痛、麻木感、感觉减退，部分患者出现肌无力、肌萎缩、腹胀、腹泻、便秘、尿潴留、阳痿以及汗腺分泌异常等。

### 眼部病变

糖尿病患者眼的各部位均可出现病变，如视网膜病变、虹膜炎、青光眼、白内障等，严重者可失明。

### 糖尿病足

糖尿病患者因末梢神经和（或）血管病变，导致下肢供血不足，容易并发细菌感染引起足部疼痛、溃疡、肢端坏疽等病变，严重者甚至需要截肢（图5-1）。

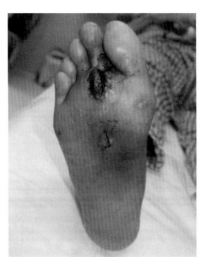

图5-1　糖尿病足

## 第七节　糖尿病的治疗

糖尿病的治疗包括宣传教育，饮食教育，运动治疗，药物治疗和自我监测。

## 宣传教育

了解糖尿病的临床表现和危害，如何防治急慢性并发症，以及个体化的治疗目标和生活方式干预，以积极乐观的心态进行治疗有利于改善生活质量和预后。

## 饮食治疗

糖尿病及糖尿病前期患者都需要接受个体化的饮食治疗。控制总能量的摄入，合理均衡分配各种营养素，达到代谢控制目标，并尽可能满足个体饮食喜好。

## 运动疗法

运动锻炼在糖尿病的治疗中占有重要地位。

规律运动可以增加胰岛素的敏感性，有助于血糖控制，减少心血管危险因素，减轻体重。增加日常身体活动，减少静坐时间，将有益的体育运动融入到日常生活中。此外，运动前后要加强血糖监测。

# 药物治疗

> 糖尿病的饮食治疗和运动治疗是控制血糖的基本措施，在饮食和运动不能使血糖控制达标时，应及时采用药物治疗，并根据患者的具体情况制定个体化的治疗方案。

## 双胍类

作用机制：通过抑制糖原异生和糖原分解，降低过高的肝葡萄糖输出；提高外周组织对葡萄糖的摄取和利用；改善胰岛素的敏感性，减轻胰岛素的抵抗。双胍类是多数糖尿病患者的首选药物，单独用药不会发生低血糖。最常见的不良反应为胃肠道反应，不少患者坚持服用一段时间后，不良反应可减轻或消失。

代表药物：二甲双胍（格华止）。

## 葡萄糖苷酶抑制剂

作用机制：抑制淀粉、糊精和双糖（如蔗糖）在小肠黏膜的吸收。降低餐后血糖，单独用药不会发生低血糖。

代表药物：阿卡波糖（拜唐苹）、伏格列波糖（倍欣）。

## 格列奈类

作用机制：促进胰岛素分泌，降血糖作用快而短暂，主要用于控制餐后高血糖。

代表药物：那格列奈（唐力）、瑞格列奈（诺和龙）。

## 磺脲类药物

作用机制：促进胰岛素分泌。主要不良反应为低血糖。

代表药物：格列美脲（亚莫利）、格列吡嗪（瑞易宁、美吡达）、格列喹酮（糖适平）、格列齐特（达美康）。

## 胰岛素增敏剂（噻唑烷二酮类）

作用机制：增加葡萄糖对胰岛素的敏感性，降低胰岛素抵抗。常见的不良反应为水肿，有心力衰竭者不宜应用。临床研究表明，罗格列酮可增加心血管事件，冠心病患者慎用。

代表药物：罗格列酮（文迪雅、太罗）、吡格列酮（艾汀）。

## 胰高血糖素样肽 1（GLP-1）激动剂

作用机制：拟肠降血糖素，可以模拟葡萄糖依赖性胰岛素分泌增强作用并降低胰高血糖素水平，推荐 2 型糖尿病合并动脉粥样硬化性心血管病（ASCVD）的患者优先使用。降糖效果明显，低血糖发生率低，并能减轻体重。最常见的不良反应为胃肠道反应。

代表药物：艾塞那肽（百泌达）、利拉鲁肽（诺和力）。

## 二肽基肽酶 –4（DPP- IV）抑制剂

作用机制：通过增加活性肠促胰素水平，随血糖水平调节胰岛素释放并降低胰高血糖素水平，血糖高时作用强，血糖低时作用弱。发生低血糖风险低，胃肠耐受性良好。

代表药物：西格列汀（捷诺维）、沙格列汀（安立泽）、维格列汀（佳维乐）。

## 钠 – 葡萄糖协同转运蛋白 2（SGLT2）抑制剂

作用机制：可以抑制肾脏对葡萄糖的重吸收，通过增加葡萄糖从尿中的排泄来降低血糖，同时可以减轻体重，2 型糖尿病合并 ASCVD、心衰高危因素或确诊心衰的 ASCVD 患者优先使用。发生低血糖风险低，不良反应较少，最常见的不良反应为泌尿生殖系统感染。

代表药物：达格列净（安达唐）、恩格列净（欧唐静）。

**胰岛素**

适应证：1 型糖尿病、有糖尿病严重并发症者、围术期、妊娠和分娩、口服降糖药不能控制的 2 型糖尿病等。常见的不良反应为低血糖和体重增加。

# 自我监测

自我血糖监测是指糖尿病患者在家中开展的血糖监测，适用于所有糖尿病患者，用于了解血糖的控制水平和波动情况，是调整血糖达标的重要措施，也是减少低血糖风险的重要手段。口服降糖药者，可每周监测 2 ～ 4 次空腹或餐后血糖，或在就诊前连续监测 3 天，每天监测 7 点血糖（三餐前后和睡前）。应用胰岛素治疗者可根据胰岛素治疗方案进行相应的血糖监测。

**参考文献**

Neumiller JJ，Cannon CP，Crandall J，et al. Professional Practice Committee：standards of Medical Care in Diabetes–2019. Diabetes Care，2019，42（suppl 1）：S3.

---

## 第八节　糖尿病的预防

# 一级预防

目标是预防 2 型糖尿病的发生。

1. 针对高危人群进行糖尿病筛查。

2. 对整个人群进行生活方式的干预可延迟或预防 2 型糖尿病的发生。2 型糖尿病的发生与热量摄入过多、超重 / 肥胖及缺少运动等因素密切相关。在日常生活中应注意减少热量摄入，养成"三低一高"（低盐、低糖、低脂、高纤维）的饮食习惯，并增加新鲜蔬菜和水果的摄入，减少酒精的摄入；鼓励超重或肥胖者减轻体重；增加日常活动量，进行适度的体育锻炼。糖尿病前期这部分患者经过生活方式或药物治疗有可能转为正常，如果不加控制有可能发展为糖尿病。口服药物可以有效地延缓糖尿病前期患者发展为糖尿病，同时可以改善血脂、血压等指标，降低心脑血管疾病的风险。糖尿病前期患者，若经过严格的生活方式干预6个月以上，血糖仍不达标者，可考虑进行药物治疗（如二甲双胍或阿卡波糖）。

## 二级预防

目标是在已诊断的2型糖尿病患者中预防糖尿病并发症的发生。

糖尿病如果长期得不到良好控制，还能引起心、脑、肾、神经、眼睛等重要器官的并发症，甚至导致残疾或者死亡。2型糖尿病患者要定期监测血糖，采用个体化的降糖治疗方案。对于新诊断和处于糖尿病早期阶段的年轻糖尿病患者，建议采用控制严格的血糖策略。

## 三级预防

目标是延缓已发生的糖尿病并发症的进展，并改善患者的生活质量。

对于已经发生过心血管疾病的2型糖尿病患者，建议在个体化血糖控制的基础上，采取降压、调脂和应用阿司匹林治疗，以降低心血管疾病反复发生，并降低糖尿病微血管病变的发生风险。在糖尿病肾病的患者中，采用 ACEI 或 ARB 类药物，可以显著降低糖尿病肾病进展的风险。

呵护❤健康

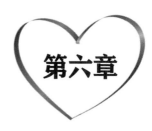

# 第六章

# 高尿酸血症

高尿酸血症是与年龄和生活方式密切相关的疾病，不仅可引起痛风发作，还与代谢综合征、糖尿病、高血压、冠心病、脑卒中等疾病相互影响，也是导致肾功能不全的原因之一。应通过保持健康生活方式，必要时合理使用降尿酸药物治疗高尿酸血症。

## 第一节 高尿酸血症的疾病知识

### 什么是高尿酸血症？

尿酸是人体嘌呤代谢的产物。嘌呤和嘧啶是合成生命遗传物质脱氧核糖核酸（DNA）和核糖核酸（RNA）的重要原料。正常情况下，人体每天尿酸的产生和排泄基本上保持动态平衡，体内尿酸总量约为 1200mg，每天新产生尿酸约为 750mg，排出 800～1000mg，30% 从肠道和胆管排泄，70% 经肾脏排泄。当尿酸经过肾小球滤过、近端肾小管重吸收、分泌和分泌后再吸收，其中的 90% 左右在肾小管被重吸收，仅有 6%～12% 的尿酸随尿排出。因此，尿酸生成增加和（或）排泄减少均可导致血尿酸水平升高，进而引起痛风性关节炎、尿酸性肾病等。

### 哪些原因引起高尿酸血症？

尿酸排泄减少和合成过多是高尿酸血症发生的主要原因。增龄所致肾功能减退，合并高血压、糖尿病、动脉粥样硬化、代谢综合征和心力衰竭等多种疾病，均可使肾内微循环血量不足、肾小球滤过率下降及肾小管尿酸分泌功能降低，导致尿酸排泄障碍而引起高尿酸血症；使用利尿剂、抗结核药（吡嗪酰胺、乙胺丁醇）、胰酶制剂、左旋多巴、尼麦角林、烟酸类、磺脲类降糖药、免疫抑制剂环孢霉素 A 和喹诺酮类药物等，不仅可使高尿酸血症发病率增加，还可诱发痛风急性发作。

此外，外源性嘌呤摄入过多（食用富含嘌呤的食物、饮酒等）也是导致高尿酸血症和痛风发病率升高的重要原因。

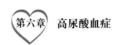

## 第二节  高尿酸血症的诊断与临床表现

### 高尿酸血症如何诊断？

当正常嘌呤饮食状态下，非同日两次空腹血尿酸水平男性＞ 420 μ mol/L（7mg/dl），女性＞ 360 μ mol/L（6mg/dl）时可诊断为高尿酸血症。

高尿酸分为尿酸排泄减少和生成过多。若肌酐清除率＞ 60ml/min，采用普通饮食时尿酸排泄＜ 800mg/24h，摄入无嘌呤饮食时尿酸排泄＜ 600mg/24h，可定义为排泄减少型；反之可诊断生成过多型。部分患者为排泄减少和生成过多并存，称之为混合型。

对于肾功能不全的患者，分型诊断时可根据肾功能进一步校正。

### 高尿酸血症有何危害？

高尿酸血症无临床症状，尿酸盐结晶在关节及关节周围组织沉积可引起痛风性关节炎；以尿酸盐结晶为核心可在耳廓、皮下组织、关节等部位形成异物结节，即痛风石；尿酸在尿路可引起尿路结石（多为尿酸性结石）；尿酸及其盐类在肾脏沉积则发生尿酸性肾病，可导致肾衰竭。肾衰竭反过来又可引起血尿酸升高，形成恶性循环。此外，高尿酸可直接损伤血管内皮功能，激活血小板诱发血栓形成，尿酸结晶沉积在血管壁内，促进炎症反应，促进脂质过氧化，使氧自由基生成增加，促进动脉硬化发生发展。

### 痛风性关节炎有哪些临床表现？

痛风性关节炎常为急性起病，多表现为拇指及跖指第一关节剧烈疼痛，以拇指及第一跖趾关节受累为多见（图6-1）。也可累及踝、手、腕、膝、肘及足部小关节。受累关节有红、肿、热、痛和活动受限，常为单个关节受累，反复发作后可有多关节受累。

老年患者的痛风性关节炎疼痛症状可不剧烈，多以亚急性或慢性多关节炎的形式起病，主要累及手的小关节，部分患者易被误诊为骨关节炎或其他关节炎（图6-2）。长期服用利尿剂和非甾体抗炎药（NSAIDS）导致肾功能受损的高尿酸血症患者，在早期就可出现痛风石沉积，而没有急性痛风性关节炎发作的病史。

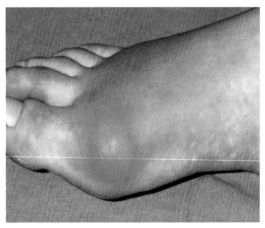 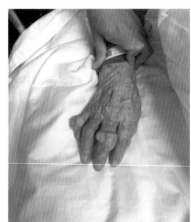

图6-1　右侧第一跖趾关节痛风急性期关节炎　　图6-2　近端指间关节痛风

## 第三节　高尿酸血症的治疗

治疗高尿酸血症不仅可以预防痛风的发生，同时有助于高血压、冠心病、糖尿病、代谢综合征等慢性疾病的治疗。

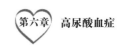

在高尿酸血症的治疗过程中，应积极寻找患者尿酸升高的原因。限制高嘌呤饮食，采用低蛋白、低糖饮食，戒酒、运动、减体重等均有助于降低血尿酸水平。同时，应避免使用抑制尿酸排泄的药物（如利尿剂、抗结核药等），积极治疗各种影响尿酸代谢的疾病。

在非药物治疗的基础上，常根据血尿酸的水平及合并的临床情况，决定何时使用降尿酸药物来控制血尿酸水平。

## 高尿酸血症患者如何控制饮食？

1. 低嘌呤饮食（避免食用动物内脏、海鲜、啤酒等）；

2. 控制蛋白质摄入量 [ ＜ 1.0g/（kg·d）]；

3. 多吃新鲜蔬菜、水果；

4. 避免饮用酒精饮料；

5. 多饮水：每天维持 2000 ～ 3000ml 液体摄入，以保证尿量在 2L 以上。

## 高尿酸血症如何治疗？

根据患者肾脏功能及 24 小时尿酸排出量，对于排泄减少型患者（普通饮食、尿酸排泄 ＜ 800mg/24h；无嘌呤饮食、尿酸排泄 ＜ 600mg/24h），若肾功能良好（肌酐清除率 ＞ 60ml/min）且无尿酸性肾结石时，可以服用促进尿酸排泄药物；对于尿酸生成过多且每日排出尿酸量高于 800mg 者，选用抑制尿酸合成药物。

### 碱化尿液

高尿酸血症患者的尿液 pH 调整至 6.2 ～ 6.9 有利于尿酸盐结晶溶解和从尿液中排出，减少尿酸结石形成。碳酸氢钠可用于调节尿液酸碱度，一般每次 0.5 ～ 1g，每日 3 次。

### 使用促进尿酸排泄药物

苯溴马龙（立加利仙）：通过促进尿酸排泄降低血尿酸水平。可以用于肾功能正常或轻度肾功能不全的高尿酸血症患者。每次 25 ～ 100mg，每日 1 次。应注意：①急性痛风发作时不要临时加用；②治疗期间需要大量饮水，使尿量保持在每日 2000ml 以上为宜。部分患者服用后可发生胃肠道不适，如恶心、呕吐、胃内饱胀感和腹泻等，也可能出现皮疹和肝功能损害等。部分患者服用后可诱发肾绞痛及急性关节炎发作。

### 抑制尿酸合成药物

1. 别嘌呤醇：主要用于尿酸生成过多的高尿酸患者（尿酸排泄＞800mg/24h），可用于肾功能不全、痛风石沉积、肾结石、对促尿酸排泄剂无效或禁忌的患者。老年人起始剂量 50 ～ 100mg，隔日 1 次，逐渐增加至 50 ～ 100mg/d，直至血尿酸浓度低于 6mg/dl（约 360 μ mol/L）。服药期间应大量饮水，保证充足尿量（每日尿量＞ 2000ml）。个别患者可有发热、过敏性皮疹、腹痛、腹泻、白细胞减少、血小板减少、肝功能损害等不良反应；少见但严重的不良反应是剥脱性皮炎，应引起关注。用药期间应注意监测血象、肝肾功能及其他不良反应。有条件者可在用药前行基因检测，指导个体化治疗，以减少严重不良反应。

2. 非布司他：为新型的黄嘌呤氧化酶抑制剂，主要通过肝脏代谢，可用于肾功能不全的患者。推荐的起始剂量为 40mg/d，如果 2 周后血尿酸仍不低于 6mg/dl（约 360 μ mol/L），应在专家指导下调整剂量。治疗过程中注意相关不良反应。

### 新型降尿酸药物

尿酸酶：可用于重症难治患者，快速强力降低血尿酸水平，目前国内尚未上市。

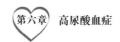

# 高尿酸血症伴有痛风时如何治疗

## 哪些药物可用于痛风发作时的治疗?

1.非甾体抗炎药:具有良好的抗炎作用,可缓解急性痛风导致的疼痛症状,应根据医嘱使用,对于消化性溃疡患者应慎用。

2.秋水仙碱:主要控制痛风的急性炎症,缓解疼痛症状,治疗的安全范围小,用药过程中应密切监测有无不良反应。每次 0.5～1.0mg,每天 1～2 次。最常见的不良反应为腹泻、呕吐,可引起肝、肾、心功能不全,心律失常、周围神经病变,偶见横纹肌溶解。

3.碳酸氢钠:通过碱化尿液促进尿酸盐结晶溶解和从尿液中排出,减少尿酸结石形成。3～6g/d,分 3 次口服,使尿液 pH 调整至 6.2～6.9。

4.糖皮质激素(强的松):对治疗效果不佳的急性痛风性关节炎及肾损害患者可以考虑使用糖皮质激素,应由有经验的医师决定是否使用,使用前必须先排除细菌性关节炎。糖皮质激素存在水钠潴留、低血钾、高血压、血糖异常、骨质疏松等不良反应,使用时应注意监测血糖、血压、电解质、精神神经症状等。

## 痛风患者如何应用降尿酸药物?

如果在急性痛风性关节炎发作期开始降尿酸治疗会影响痛风症状的控制甚至加重痛风导致的症状和损害,可在疼痛缓解后 1～2 周开始降尿酸治疗。

如患者在痛风发作前已经应用降尿酸药物治疗,应继续服用。

病情稳定的痛风患者,血尿酸水平控制在 6mg/dl(360μmol/L)以下可预防痛风发作,控制在 5mg/dl(300μmol/L)以下有助于痛风石吸收。

## 各类食物嘌呤含量

根据嘌呤含量,将食物分为低嘌呤食物(每100g食物含嘌呤＜25mg)、中嘌呤食物(每100g食物含嘌呤25～150mg)、高嘌呤食物(每100g食物含嘌呤150～1000mg)三类。

低嘌呤食物

★主食类:米(大米、玉米、小米、糯米等)、麦(大麦、小麦、燕麦、荞麦、麦片等)、面类制品(精白粉、富强粉、面条、玉米面、馒头、面包、饼干、蛋糕)、苏打饼干、黄油小点心、淀粉、高粱、通心粉、马铃薯(土豆)、甘薯、山芋、冬粉、荸荠等。

★奶类:鲜奶、炼乳、奶酪、酸奶、奶粉、冰淇淋等。

★肉类与蛋类:鸡蛋、鸭蛋、皮蛋、猪血、鸭血、鸡血、鹅血等。

★蔬菜类:白菜、卷心菜、莴苣菜(莴笋)、苋菜、雪里红、茼蒿菜、芹菜、芥菜叶、水瓮菜、韭菜、韭黄、蕃茄、茄子、瓜类(黄瓜、冬瓜、丝瓜、番瓜、胡瓜、苦瓜等)、萝卜(包括胡萝卜、萝卜干等)、甘蓝、甘蓝菜、葫芦、青椒、洋葱、葱、蒜、蒜头、姜、木耳、榨菜、辣椒、泡菜、咸菜等。

★水果类:苹果、香蕉、红枣、黑枣、梨、芒果、橘子、橙、柠檬、莲、葡萄、石榴、桃、枇杷、菠萝、桃子、李子、金柑、西瓜、宝瓜、木瓜、乳香瓜、葡萄干、龙眼干。

★饮料:苏打水、可乐、汽水、矿泉水、茶、果汁、巧克力、可可、果冻等。

★其他:黄油小点心、西红柿酱、花生酱、果酱、酱油、冬瓜糖、蜂蜜。油脂类(瓜子、植物油、黄油、奶油、杏仁、核桃、榛子)、薏苡仁、干果、糖、蜂蜜、海蜇、海藻、动物胶或琼脂制的点心及调味品。

中嘌呤食物

★豆类及其制品：豆制品（豆腐、豆腐干、乳豆腐、豆奶、豆浆）、干豆类（绿豆、红豆、黑豆、蚕豆）、豆苗、黄豆芽。

★肉类：鸡肉、野鸡、火鸡、斑鸡、石鸡、鸭肉、鹅肉、鸽肉、鹌鹑、猪肉、猪皮、牛肉、羊肉、狗肉、鹿肉、兔肉。

★水产类：草鱼、鲤鱼、鳕鱼、比目鱼、鲈鱼、梭鱼、刀鱼、螃蟹、鳗鱼、鳝鱼、香螺、红鲙、红鲋、鲍鱼、鱼丸、鱼翅。

★蔬菜类：菠菜、笋（冬笋、芦笋、笋干）、豆类（四季豆、青豆、菜豆、豇豆、豌豆）、海带、金针菇、银耳、蘑菇、九层塔、菜花、龙须菜。

★油脂类及其他：花生、腰果、芝麻、栗子、莲子、杏仁。

高嘌呤食物

★肉类：肝（猪肝、牛肝、鸡肝、鸭肝、鹅肝）、肠（猪肠、牛肠、鸡肠、鸭肠、鹅肠）、心（猪心、牛心、鸡心、鸭心、鹅心）、肚与胃（猪肝、牛肝、鸡胃、鸭胃、鹅胃）、肾（猪肾、牛肾）、肺、脑、胰、肉脯、浓肉汁、肉馅等。

★水产类：鱼类（鱼皮、鱼卵、鱼干、沙丁鱼、凤尾鱼、鲭鱼、鲢鱼、乌鱼、鲨鱼、带鱼、吻仔鱼、海鳗、扁鱼干、鲳鱼）、贝壳类（蛤蜊、牡蛎、蛤子、蚝、淡菜、干贝）、虾类（草虾、金勾虾、小虾、虾米）、海参。

★其他：酵母粉、各种酒类（尤其是啤酒）。

呵护❤健康

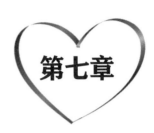

# 第七章

# 冠状动脉
# 粥样硬化性心脏病

冠状动脉粥样硬化性心脏病简称为冠心病，是威胁人类健康、导致死亡的主要疾病，为老年人群的常见病。全面认识并选择科学手段防治冠心病有重要意义。

## 第一节　冠心病的发生及易患人群

## 冠心病是如何发生的？

人体各部位的血液由心脏供应，心脏本身也有自己的血管保证足够的血液供应，才能保持正常运转，给心脏供血的血管就是冠状动脉。各种原因可引起冠状动脉管壁上形成粥样斑块，斑块破裂诱发血管痉挛、血栓形成，导致管腔狭窄甚至闭塞，最终造成冠状动脉供血不足，发生心肌缺血甚至心肌梗死，称为冠状动脉粥样硬化性心脏病（冠心病）。

## 哪些人容易患冠心病？

具有多种心血管病"危险因素"的人容易患冠心病。我们把这些危险因素分为可控和不可控两大类。

### 可控的危险因素

可控危险因素包括血脂异常、糖尿病、高血压、吸烟、肥胖、缺乏运动等。

1.血脂的不同成分在冠状动脉粥样硬化的形成中起的作用不同。低密度脂蛋白是致动脉粥样硬化的脂蛋白，俗称"坏胆固醇"；高密度脂蛋白可以阻止脂质进入血管壁内，具有抗动脉粥样硬化作用，俗称"好胆固醇"。"坏胆固醇"水平升高或"好胆固醇"水平降低时，容易引起动脉粥样硬化。

2.糖尿病或糖代谢异常不仅引起血管损伤，还常常与其他危险因素并存，是冠心病的重要危险因素。

3.高血压时血流对血管壁的机械性压力和冲击作用容易引起血管内膜损伤，从而促进脂质在内膜下沉积而形成斑块。

4. 烟草中的一氧化碳、焦油等可以诱发冠状动脉痉挛、增高血液黏度、干扰血脂代谢、促进胆固醇类物质在冠状动脉内膜下沉着，促进冠状动脉粥样斑块的发生发展，甚至导致斑块破裂而引起急性心血管事件。

5. 肥胖使心脏和血管的负荷增加，容易合并血脂异常而导致冠心病。

上述危险因素都可以通过调整生活方式和适当治疗得以控制或改变，从而降低或消除冠状动脉粥样硬化的危险性。

## 不可控的危险因素

包括冠心病家族史、性别和年龄。有早发冠心病家族史者患病危险性较大；男性比女性更易患病，绝经后女性发病率与男性相当；随着增龄冠心病发病率增加，65 岁以上人群冠心病发生率显著增加。

## 第二节　冠心病的常见症状

# 典型心绞痛的特点

## 诱发因素

常因体力活动（如爬楼梯、骑自行车、上坡等）或情绪激动而诱发，寒冷、吸烟、饱餐等也可诱发心绞痛。

## 部位和范围

心绞痛典型的部位在胸骨中下段。疼痛范围如手掌大小，界限不清，疼痛可向左肩、左上肢内侧及左手小指和无名指放射。

## 性质

心绞痛一般是一种钝痛，为压迫、憋闷、堵塞、紧缩、烧灼、窒息等不适感，程度可轻可重，重度可伴出汗、濒死感。心绞痛大多不是真正的"疼痛"感觉，针刺样、触电样锐痛、点状、局部有压痛的疼痛通常不是心绞痛。胸部刺痛或跳痛、持续数秒钟的一过性胸痛一般不是心绞痛，长达半天、一天的胸部不适也不是典型的心绞痛。

## 持续时间

心绞痛发作由轻到重，疼痛高峰可持续数分钟，全过程一般为 3 ～ 5 分钟，严重发作可达 10 ～ 15 分钟，消除诱因或舌下含服硝酸甘油后常在 1 ～ 5 分钟缓解。含服硝酸甘油无效，疼痛或不适持续时间超过 30 分钟时应警惕是否发生了急性心肌梗死。

## 缓解方式

去除诱因、休息及硝酸甘油舌下含化，多在 1 ～ 5 分钟内缓解，一般不超过 10 分钟。

# 不典型心绞痛

有些冠心病患者尤其是老年人和女性常表现为不典型心绞痛。如有些人表现为以牙痛、头痛或上腹痛为主；胸痛有时长达数十分钟或数小时；诱因不明确，有时与劳力有关有时又无关；或仅表现为呼吸困难、劳力相关的气短、乏力而无疼痛症状，个别老年人甚至可表现为神智异常。

对于不典型心绞痛患者，难以肯定或否定冠心病的诊断，应到医院进一步检查。

# 心绞痛发作时应该怎么办

心绞痛急性发作时应立即停止活动，并舌下含化硝酸甘油1片（0.5mg），连续含服2次或超过30分钟症状仍不缓解者应及时就医。如果胸痛症状一直不能缓解时要想到发生急性心肌梗死的可能，应呼叫急救车去医院。此时时间就是生命，应争分夺秒，积极寻求救治。心肌梗死发生后心肌细胞会随着时间的流逝而迅速坏死，坏死心肌越多，心功能就越差。只有尽早开通梗死相关血管，拯救尽可能多的濒死心肌，才能避免急性期及以后严重心力衰竭的发生。

## 第三节　冠心病的科学预防

冠心病的发生是多种危险因素综合作用的结果，在这些危险因素中，年龄、心血管疾病家族史等难以改变，但多数因素完全可以通过生活方式改变和药物干预得到控制。控制危险因素是预防的关键，主要包括以下几方面。

## 戒烟、避免吸入二手烟

吸烟者要积极戒烟。如果周围有吸烟者，应劝说其戒烟。

## 运动

提倡冠心病患者选择以有氧代谢为主的运动形式，比如快走、慢跑、太极拳、骑自行车、游泳等运动项目。疾病不稳定或急性期不宜进行运动锻炼，进入稳定期应在康复医师指导下进行以合理运动为主的心脏康复治疗。冠心病患者应选择自己容易坚持的运动方式，运动的基本原则是运动后自我感觉身心舒畅、不过度疲惫。若未加用抑制心跳的药物，冠心病患者运动疗法时的最高心率为 170 减年龄。例如：50 岁的患者在运动疗法时的最高心率为每分钟 120 次（170-50=120），达到适宜心率的累计时间应在 5 分钟以上。坚持每周运动 5 次，每次运动时间最好超过半小时。

## 饮食

应注意合理的膳食，控制总热量和减少饱和脂肪酸、反式脂肪酸以及胆固醇摄入。建议每天摄入多种蔬菜和水果，适当吃粗粮以增加膳食纤维摄入。减少进食高热量、高脂肪食品，如软饮料、甜食、糕点、肥肉等。

## 减肥

控制体重，超重和肥胖者在 6 ～ 12 个月内减重 5% ～ 10%，使体重指数保持在 18.5 ～ 25kg/m$^2$；腰围控制男性应≤ 90cm、女性≤ 85cm。

## 保持理想血压水平

应定期测量血压，使血压控制在 140/90mmHg 以下。高血压患者应采用低盐饮食，用药期间监测血压，规律服药，不能擅自减药停药（详见第三章）。

## 保持血脂理想水平

改变生活方式、调整饮食结构对维持血脂理想水平（不仅仅是正常水平）非常重要。血脂水平没有达标者应给予调脂药物治疗（详见第四章）。

## 保持理想血糖水平

重视监测血糖，早期发现并积极控制糖尿病及糖代谢异常。糖尿病患者一方面应积极控制血糖，同时也应避免发生低血糖（详见第五章）。

## 第四节　冠心病的综合治疗

# 冠心病患者日常生活中应注意哪些问题？

冠心病患者日常生活中应自我调理，避免出现以下情况。

### 生气、发怒，剧烈情绪波动

中枢神经的应激反应，可使小动脉血管异常收缩，导致血压上升、心跳加快、心肌收缩力增强，使冠心病患者缺血、缺氧，从而诱发心绞痛或心肌梗死。

### 剧烈运动

运动量过大易导致心肌急剧缺血、缺氧。

### 饮水量不足

老年人的口渴中枢不敏感，若饮水少，很容易出现血容量不足甚至脱水，诱发或加重心肌缺血。

### 严寒和炎热天气

寒冷说可激活交感神经系统及肾素血管紧张素系统，使血压升高、心跳加快、冠状动脉痉挛，容易发生心血管事件。天气炎热时，低血容量、血管扩张均可导致人体交感神经兴奋，使心跳加快、心脏负担加重。

### 饱餐、暴饮暴食

胃过度充盈时可以直接压迫心脏，加重心脏负担，还可诱发冠脉血管痉挛，发生心肌缺血。冠心病患者平时要规律饮食，晚餐吃七八分饱为宜。

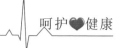

# 目前冠心病有哪些治疗手段？

冠心病有效的治疗方法包括药物、介入和外科搭桥手术治疗。对于严重冠状动脉狭窄或闭塞的患者，单纯药物治疗常难以纠正患者的心肌缺血症状或阻止病变进展导致的心血管事件，需要进行介入或外科搭桥手术治疗。部分患者伴有肝、肾功能异常、严重呼吸系统及脑血管病等，常难以耐受外科手术，可选择创伤小的介入治疗。部分高危患者冠状动脉病变复杂，外科治疗是更好的治疗选择。

## 药物治疗

对预防动脉粥样硬化的发生发展、减少心肌耗氧量、预防冠状动脉内血栓形成等方面有较好的疗效。冠心病的非手术治疗可以总结为 ABCDE 疗法（图 7-1）。

### ★ 抗血小板治疗药物

目前国内常用的抗血小板药物包括口服阿司匹林、氯吡格雷、替格瑞洛。阿司匹林通过抑制血小板聚集发挥抗血栓作用，是抗血小板治疗的首选药物。为了减少胃肠道不良反应，一般选用肠溶阿司匹林，使用剂量为 75 ~ 100mg/d。

**A**CEI（血管紧张素转换酶抑制剂）    **A**spirin（阿司匹林）

**β**-blocker（β受体阻滞剂）    **B**lood pressure control（控制血压）

**C**holesterol lowering（降低胆固醇）    **C**igarette quitting（戒烟）

**D**iabetes control（控制糖尿病）    **D**iet（合理饮食）

**E**xercise（适度运动）    **E**ducation（健康教育）

**图 7-1 冠心病的 ABCDE 疗法**

阿司匹林过敏或因禁忌证（如消化道出血、溃疡病高出血风险）而不能耐受的患者，可以应用氯吡格雷（波立维）75mg/d。

双联抗血小板治疗是指阿司匹林基础上加用另一种抗血小板药物，用于冠状动脉支架术后或不稳定型冠心病患者。稳定型冠心病患者在药物支架植入后双联抗血小板治疗应至少6个月；裸金属支架植入后至少给予双联抗血小板治疗1个月。急性冠脉综合征患者，在植入支架后双联抗血小板治疗12个月（替格瑞洛、氯吡格雷或普拉格雷），高出血风险者经临床医师全面评估后可缩短至6个月。替格瑞洛慎用于慢性阻塞性肺疾病、出血高危、严重肾功能不全患者。普拉格雷用于75岁以上老年、体重低于60kg、有卒中或短暂脑缺血发作（TIA）病史的患者，增加脑出血风险，应慎用。

### ★ 抗凝治疗药物

抗凝治疗是预防血栓形成的重要措施。抗凝治疗主要用于治疗不稳定型心绞痛和急性心肌梗死，常用低分子肝素或普通肝素。对于合并心房颤动的冠心病患者，根据病情可在单独或联合抗血小板治疗基础上应用华法林或新型口服抗凝药（利伐沙班、达比加群酯、阿哌沙班等）。冠心病合并心房颤动患者，抗血小板联合抗凝治疗增加出血风险，应根据个体情况选择治疗方案，治疗过程中监测出血的风险。

### ★ 溶栓治疗

对于ST段抬高的急性心肌梗死患者，可以选择溶栓治疗开通闭塞的血管。溶栓治疗有其特定的时间窗，最好在6小时以内；常用的溶栓药物有尿激酶和组织型纤维蛋白酶原激活剂（rt-PA）等。常见不良反应：消化道出血、脑出血等。

### ★ 调脂治疗

他汀类调脂药可抑制甚至逆转动脉斑块进展，在冠心病的防治中具有极其重要的价值。只要没有禁忌证，血脂异常的冠心病患者首选他汀治疗使血脂达标，应将低密度脂蛋白胆固醇降至1.8mmol/L以下。

### ★ 硝酸酯类药物

硝酸酯类可以直接扩张冠状动脉改善心肌供血，大剂量硝酸酯类还可以扩张外周血管、降低心脏负荷，能有效缓解心绞痛，改善心肌缺血和心功能。常用的硝酸酯类药物有硝酸甘油、5- 单硝酸异山梨醇酯等。急性心绞痛发作选用硝酸甘油，长期治疗选用缓释硝酸酯类药物。

### ★ β 受体阻滞剂

通过减慢心率、降低血压和减弱心肌收缩力来减少心肌耗氧量，从而改善心肌缺血。对于急性心肌梗死患者还能够缩小心肌梗死面积，改善心肌重构，降低急性期病死率，改善预后。常用的 β 受体阻滞剂有美托洛尔、比索洛尔、阿替洛尔等，应根据症状、心率及血压情况调整剂量，不能突然停药或自行调量。

### ★ 血管紧张素转换酶抑制剂（ACEI）

改善血管内皮功能，延缓动脉粥样硬化进展，减少斑块破裂和血栓形成。通过抑制心肌重塑、降低交感神经活性减少冠心病患者心力衰竭的发生率和死亡率。常见的不良反应为干咳，不能耐受者可使用血管紧张素受体拮抗剂（ARB）替代。

### ★ 钙拮抗药

可缓解和控制冠状动脉痉挛所致的心肌缺血发作，是变异性心绞痛的首选药物。心功能好的患者可使用地尔硫䓬或维拉帕米，心功能不全患者应选择对心功能影响较小的贝尼地平、非洛地平或氨氯地平。

### ★ 其他类药物

尼可地尔通过控制心肌细胞膜钾通道的开放，发挥扩张冠状动脉的作用，尤其是可以扩张冠脉微小血管，缓解冠脉痉挛，增加冠脉血流量，改善缺血症状。

## 冠状动脉介入治疗（PCI）

冠状动脉介入治疗是成熟、创伤小的有效治疗手段，可缓解严重心肌缺血及相关症状，目前在临床广泛应用（图 7-2）。对于 ST 抬高急性心肌梗死患者，有条件的医院应尽快行急诊 PCI，开通闭塞冠脉，挽救濒死的心肌。心血管介入医师根据冠心病患者冠状动脉病变的具体情况选择不同大小和型号冠脉支架。通过球囊导管将支架送至病变血管处，加压使支架膨胀，从球囊上脱离并贴合在血管内壁。冠状动脉支架包括金属裸支架和药物涂层支架。药物涂层支架显著降低支架再狭窄率。为防止冠脉病变的进展和支架内血栓，植入支架后需要继续服药治疗。

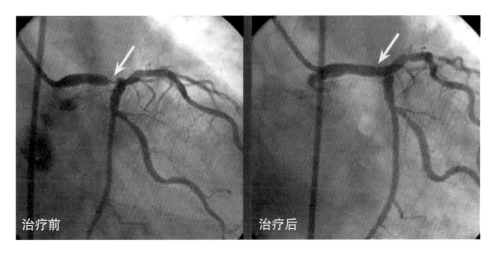

治疗前　治疗后

**图 7-2　冠状动脉支架植入治疗前后对比**

有些患者认为植入支架就万事大吉，甚至自行停用抗栓药和他汀类药物，这是非常错误的观点和行为。植入药物涂层支架的患者需服用阿司匹林、氯吡格雷或替格瑞洛双联抗血小板治疗至少 1 年，之后应根据临床全面评估结果决定是否可减为单用阿司匹林治疗。对于病情稳定、无禁忌证的冠心病支架术后患者应坚持长期服用小剂量阿司匹林治疗。支架术后应注意有无症状复发，定期检查血常规、血小板聚集率、血脂、血糖、肝肾功能、心电图、超声心动图等。术后半年至 1 年行运动心电图负荷试验、冠脉 CT 或复查冠状动脉造影，评估有无再狭窄或出现新的血管病变。即使病情稳定，也应每年进行综合评估，以预防冠心病患者因严重心肌缺血导致的心血管事件（详见第十九章第一节）。

## 冠状动脉搭桥术治疗

冠状动脉搭桥术又称冠状动脉旁路移植术，能有效恢复冠状动脉血流，缓解心肌缺血症状。冠状动脉搭桥术由于为开胸手术，对设备和技术要求相对较高，创伤大，术后恢复时间长。我国开展冠状动脉搭桥手术的技术成熟，多数大型医院已广泛开展。

冠状动脉搭桥术主要用于存在严重心肌缺血、不适合支架治疗的冠心病患者。应于手术前 1 周停用抗血小板药物，以减少手术中出血。必要时皮下注射低分子肝素过渡。

取患者大隐静脉、乳内动脉、桡动脉作为移植血管，开胸将移植血管从主动脉根部"架接"至病变血管的远端，血液经"架接"的血管从主动脉直接供应心肌，以改善心肌缺血症状。

### 参考文献

中国医师协会心血管内科医师分会血栓防治专业委员会，中华医学会心血管病学分会介入心脏病学组，中华心血管病杂志编辑委员会 . 急性冠状动脉综合征特殊人群抗血小板治疗中国专家建议 . 中华心血管病杂志，2018，46（4）：255-266.

## 第五节　冠心病的诊治建议

# 不要因为自己感觉好就停药

冠心病需要坚持长期综合治疗，切忌三天打鱼，两天晒网。高血压、血脂异常和血糖异常是冠心病的重要危险因素，控制不好会加速冠心病的进展。强调在血压、血脂、血糖达标后，仍然要坚持使用药物治疗，并保持健康的生活方式，做好冠心病的预防和治疗。

# 选择适合自己的治疗方法

冠心病患者应遵医嘱坚持规范的治疗方案，不要盲目听信偏方和仿效他人的个体治疗经验，应当听从医师的劝告并坚持使用经大规模临床研究证实有效的药物。

冠心病患者经规范的药物治疗仍不能控制症状或存在严重心肌缺血时，常需要介入或冠状动脉搭桥手术治疗。部分患者及家属不了解这些诊治手段的价值，常因担心手术风险而拒绝必要的检查和治疗，导致难以挽回的严重后果甚至生命的代价。

当然，没有危险因素、临床症状不典型、无创评估正常的患者，也不应采取过度的医疗手段。

呵护❤️健康

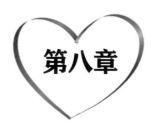

# 第八章

# 心功能不全

心功能不全（也称心力衰竭），即心脏不能正常有效地工作。心功能不全并不意味着心脏停止工作，而是指由于各种原因的心肌损伤引起心脏结构和功能的变化，导致心室泵血功能低下，心脏不能泵出足够的血液以满足组织器官的需要。临床上以心排出量不足、组织血流量减少、肺循环和体循环淤血为主要特点。

# 第一节　心功能不全的危害

流行病学调查显示，全世界心功能不全发病率近 2%，我国 35～74 岁成年人的心功能不全患病率为 0.9%，心功能不全患者已达到 360 万，城市发病率高于农村，北方高于南方，女性高于男性，发病随年龄增加而升高，老年患者占心功能不全总数的 75%。心功能不全的年病死率为 20%～50%，5 年病死率达 67%，总体具有较高的病死率。其目前已经成为危害人们身体健康的一种常见的心血管疾病，是老年人健康的一大"杀手"。

心肌的损伤引起心脏的结构和功能改变最终导致心功能不全（图 8-1），心功能不全又进一步加重心脏结构和功能的改变，形成恶性循环。心功能不全是各种心血管疾病的终末阶段，预后很差。心功能不全严重影响患者的生活质量。患者不仅要忍受呼吸困难、足踝肿胀、精疲力竭等临床症状带来的极大痛苦，而且因反复住院，给患者及家属带来诸多不便和沉重负担，因此又称心功能不全是"生命的绊脚石"。

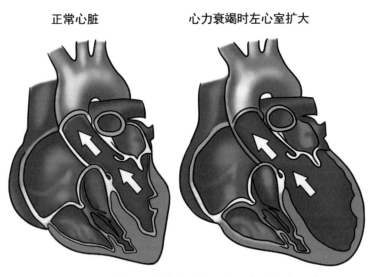

图 8-1　正常的心脏和心功能不全时扩大的心脏

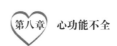

随着医学的不断进步，尽管心功能不全是一种严重的慢性疾病，但如果能在发病早期进行控制，积极治疗原发病，就能很好地控制病情，缓解心功能不全带来的不适症状，尽可能令患者享受正常的生活。尤其是近年来，随着慢性心功能不全治疗的进展，给心功能不全患者带来了福音，使其提高生活质量并改善预后，所以慢性心功能不全不再是"不治之症"。

## 第二节　心功能不全的常见病因

任何心脏疾病都可能造成心功能不全，其中常见的有冠心病、高血压、心脏瓣膜病变、心肌病变等（图 8-2）。近年来，心功能不全发病的原因有明显改变：在 20 世纪 80 年代，大部分患者的心功能不全是由风湿性心脏病引起的；到了 2000 年，冠心病的患者大幅增加，引起心功能不全的首要原因为冠心病，尤其是心肌梗死，心肌梗死后患者易患心功能不全。其次为高血压、扩张性心肌病等。现代治疗技术使许多心肌梗死患者存活，但心肌梗死导致的大面积心肌坏死，使这些存活的患者最终加入慢性心功能不全的队伍。此外，甲状腺疾病、睡眠呼吸暂停综合征也可导致心功能不全。老年人更容易患心功能不全，这是因为心脏功能会随着年龄增加而下降，以及基础心脏疾病的长期累积作用。

患有心脏疾病或心功能不全稳定期的患者在某些情况下会出现心功能不全的急性发作或加重，诱发心功能不全的因素有感染、过度的体力劳动、情绪激动、心肌缺血或梗死、心律失常、盐摄入过多、过

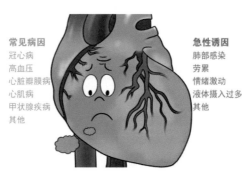

图 8-2　心功能不全常见病因

多的体液输注或摄入、服用某些药物如，非甾体类抗炎药等。其中以呼吸系统感染诱发的心功能不全最为多见，肺部感染会加重心脏的负担，使心脏跳动的频率加快，人的体温每升高1℃，心跳会增加10次左右，导致心肌耗氧量的增加，使心脏本身所需求的血流量增加，而心功能下降却不能提供足够的血流量，这种情况诱发了心功能不全的发生及加重。因此，有基础心脏病，特别是已经出现心功能不全表现的患者一定要注意避免肺部感染、过度劳累或情绪的大幅波动，即使从未发作过心功能不全，也应尽量避免。

## 第三节　心功能不全是怎样发展的？

心功能不全的发生与心脏负荷的改变密切相关。心脏的负荷一般分两类：一类是后负荷，是指心脏将血液向主动脉泵出时受到的阻力，即射血时有一个"压力"与射血的力量相对抗。长期高血压、主动脉瓣狭窄、左心室流出道狭窄或梗阻的患者，其心脏后负荷都比较大。另一类是心脏泵血之前心室里面充盈的血液所产生的负荷，称为前负荷。回心血量增多或心脏内反流导致前负荷过重，主要见于瓣膜性心脏疾病，比如风湿性心脏病的二尖瓣、主动脉瓣关闭不全，以及先天性心脏病的室间隔缺损。心肌病患者心肌本身的功能发生减退，丧失正常的功能，不能维持机体对心脏的要求，亦可发生心功能不全。

### 小贴士

#### 心室重塑的危害是什么？

最新的医学进展认为，心室重塑在心功能不全的发生、发展中起着重要作用。缺血等因素引起心肌损伤，心肌细胞发生能量代谢、细胞结构和调节蛋白等变化。同时当心排出量不足、心腔内压力升高，机体神经—体液—免疫系统代偿性激活，促使心室重塑，使心功能不全不断进展。

## 第四节 心功能不全的临床表现

最早出现的心功能不全症状常为活动时气短，即呼吸困难，患者可出现体力和活动耐量的下降，不能胜任以往所能从事的活动或劳动强度，甚至可能在爬楼梯或步行购物时都会感到疲乏、无力、气短。病情加重时可表现为睡觉时呼吸困难，不能平卧，需坐起缓解（称为"端坐呼吸"），常有夜间憋醒，称为夜间阵发性呼吸困难。还会有咳嗽、咯痰、痰中带血丝等表现（图8-3）。这是因为体液潴留在肺脏，氧气不易扩散入血液中引起，医学上将此称为肺淤血或左心功能不全，严重时为肺水肿。心功能不全导致的肾脏血流量减少使患者体内盐及水分排出减少，体重迅速增加。当右心功能不全存在时，可发生脚、腿等外周组织水肿，甚至出现腹水，患者有腹胀、消化不良、下肢肿胀的症状。

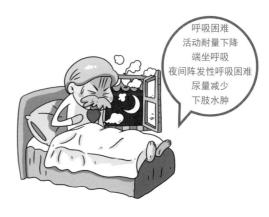

呼吸困难
活动耐量下降
端坐呼吸
夜间阵发性呼吸困难
尿量减少
下肢水肿

图8-3 心功能不全的临床表现

### 小贴士

#### 发生心功能不全一定会有症状吗？

相当一部分已有心功能不全的老年心脏病患者，因为缺少心功能不全的典型表现或被其他疾病的症状掩盖而被忽视。但这种隐性心功能不全约占老年心功能不全患者的一半以上，症状常不典型，可表现为乏力、纳差、味觉异常，甚至意识不清、嗜睡和烦躁不安等。若能识别早期心功能不全、不典型心功能不全，早期治疗，对改善预后、提高生存率有重要意义。

## 第五节　心功能不全的诊断

有高血压、冠心病和心肌病等病史的患者，出现活动时气促、活动耐量下降、夜间呼吸困难和（或）水肿等心功能不全症状应及时到心脏病专科就诊，医师通过询问病史、体格检查，结合常规胸部 X 线片和心电图检查结果，一般可对心功能不全做出初步诊断，并判断心功能不全的严重程度。心功能不全的常规诊断流程如图 8-4 所示。

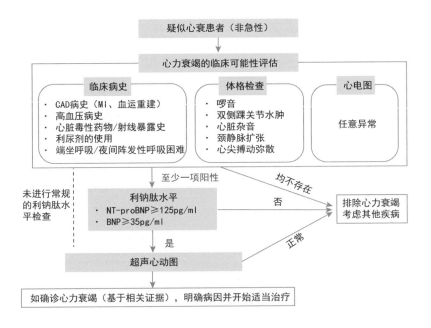

图 8-4　心功能不全的诊断流程

# 心功能不全诊疗过程中常用的辅助检查

## 胸部 X 线检查

胸部 X 线检查是常规检查，可显示心脏是否扩大，是否存在心功能不全引起的肺淤血，同时可评估是否存在肺部疾病（图 8-5）。

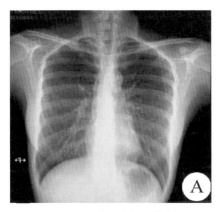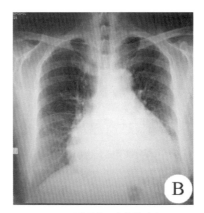

A: 正常人胸部 X 线片    B: 心影增大，肺水肿改变。

**图 8-5　正常人胸部 X 线片和心功能不全患者胸部 X 线片对比**

## 心电图

心电图作为常规检查，可提示是否有冠心病、心脏扩大，是否存在诱发心功能不全的心律失常等。

## 血 B 型利钠肽和 N 末端 B 型利钠肽前体

B 型利钠肽（BNP）和 N 末端 B 型利钠肽前体（NT-proBNP）可作为心功能不全的初筛试验，有助于心功能不全的鉴别诊断：BNP ＜ 100pg/ml 或 NT-proBNP ＜ 300pg/ml 可排除急性心功能不全。

## 超声心动图

超声心动图可以显示心脏结构和心室壁运动情况，判断心腔是否扩大、心肌是否肥厚、心脏瓣膜是否有病变，以及心脏收缩、射血功能是否正常，是判断心功能较为简便、可靠、易重复且无创伤性的常规检查方法。伴有心功能不全高危因素的患者，定期进行超声心动图检查有利于早期发现和诊断心功能不全。

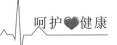
### 6分钟步行试验

6分钟步行试验是评定慢性稳定型心功能不全患者心功能储备情况的方法，简单、易行、安全、方便，还常用来评价心功能不全治疗的疗效。

### 心脏负荷试验

心脏负荷试验（平板或踏车运动试验）适用于一般情况较好的稳定期患者，测试运动过程中和运动后心脏的反应，可用于指导心功能不全患者的运动康复。

### 放射性核素心肌断层显像

放射性核素心肌断层显像（ECT）主要包括心肌灌注显像和心血池显像。心肌灌注显像可以了解心肌供血情况，对诊断冠心病具有较高的敏感性。心血池检查可评估心功能。因需要特殊检查设备，需注射同位素，费用较高，近年来已不作为心功能不全的常规检查手段。

### 冠状动脉造影

冠状动脉造影不仅可明确冠状动脉是否有病变，左室造影可了解左室大小、左室壁厚度、收缩功能和主动脉瓣有无反流。

## 第六节 心功能不全的分级与分类

## 根据心功能不全进展情况分期

心功能不全是一种慢性、自发进展性疾病，从心功能不全的危险因素进展成结构性心脏病，出现心功能不全症状，直至难治性终末期心功能不全，可分

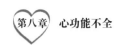

成心功能不全前期（A 期）、心功能不全早期（B 期）、临床心功能不全（C 期）和难治性终末期心功能不全（D 期）4 个阶段。不同分期临床表现、治疗目标和策略有所不同（图 8-6）。

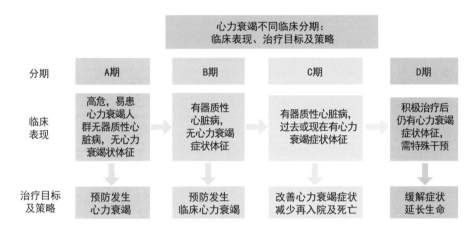

图 8-6　心功能不全不同临床分期

注：引自 2013 ACCF/AHA guideline for the management of heart failure: a report of the American College of Cardiology Foundation/American Heart Association Task Force on practice guidelines. Circulation,2013,128（16）: e240-e327.

# 根据左心室功能情况分类

根据超声心动图所评估左室射血分数（LVEF）的情况，心功能不全可分为 LVEF 降低的心功能不全（HFrEF）和 LVEF 保留的心功能不全（HFpEF）。HFrEF 患者 LVEF < 40%，为传统概念上的收缩性心功能不全；HFpEF 患者 LVEF ≥ 50%，为舒张性心功能不全；LVEF 在 40% ～ 49% 的范围内为射血分数中间值的心功能不全（HFmEF）。

# 心功能分级

心功能不全的诊断明确后，还应对心功能不全的程度进行分级。级别越高，病情越重，危险越大。目前通常沿用美国纽约心脏病学会（NYHA）的心功能分级法（表 8-1）。

表 8-1　美国纽约心脏病学会（NYHA）的心功能分级法

| 分级 | 别称 | 症状表现 |
|------|------|----------|
| Ⅰ级 | 心功能代偿期 | 体力活动不受限<br>日常活动时无心功能不全症状（如心悸、呼吸困难或乏力） |
| Ⅱ级 | Ⅰ度或轻度心功能不全 | 体力活动轻度受限<br>休息时无症状，日常活动时出现症状 |
| Ⅲ级 | Ⅱ度或中度心功能不全 | 体力活动明显受限<br>休息时尚可，轻微日常活动时出现心功能不全症状 |
| Ⅳ级 | Ⅲ度或重度心功能不全 | 不能进行任何体力活动<br>休息时即出现心功能不全症状，任何活动时均会加重症状 |

## 第七节　心功能不全的预防

## 控制好原发疾病，预防心功能不全的发生

首先，养成健康的生活方式，预防心血管病。其次，强调已存在的结构性心脏病早防早治——如心脏瓣膜病患者应根据病情评估是否需手术治疗，冠心病患者应积极控制危险因素，尽可能延缓或阻止动脉硬化斑块的发生和进展，有严重心肌缺血表现者需尽早评估，必要时行冠状动脉血管重建术；高血压心脏病患者应通过长期治疗降压达标，减少心功能不全发生的危险；青少年还应警惕心肌炎、心肌病的发生，做到早发现、早治疗。此外，积极治疗贫血、甲亢等引起心脏病的继发因素，手术矫正室壁瘤等对预防心功能不全均有重要意义。

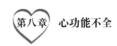

# 预防心功能不全的诱发因素

1. 预防呼吸道感染：心功能不全病情稳定患者在发生呼吸道感染时，容易使病情急剧恶化，应尽量避免呼吸道感染。

2. 掌握好活动量：做一些力所能及的体力活动，切忌过多、过猛，更不能参加剧烈活动，以免心功能不全突然加重。

3. 选择清淡少盐饮食：饮食应少油腻，多食蔬菜水果。对于已经出现心功能不全的患者，一定要控制盐的摄入量，否则会加重体液潴留，引起水肿。

4. 保持健康的生活方式：戒烟、限酒，保持心态平衡，避免情绪过于兴奋、波动，保证充足的睡眠。

5. 合理用药：有些药物可缓解症状，有些药物长期服用才能改善心脏功能，延长寿命。应在医师指导下合理用药。

## 第八节　心功能不全的治疗

多数患者需要同时服用多种药物治疗心功能不全，药物的协同作用有助于降低心脏负荷，减轻体液潴留，有效缓解症状，最终达到提高生活质量、减少住院时间、预防及延缓心功能不全进程、延长寿命的目的。

近年来，随着对心功能不全发病机制研究的深入，已由短期的改善血液动力学模式向长期的修复性治疗模式转换，常用药物有以下几类：

## β受体阻滞剂

β受体阻滞剂能降低心肌耗氧量，减轻心脏负担，从而改善临床症状和左心室功能，降低再住院率和病死率。所有左心室收缩功能不良的心功能不全患者如无禁忌证，病情稳定时均应该使用。而早期使用该类药物明显改善心功能不全患者预后，可减少猝死、降低病死率。

用于心功能不全的 β 受体阻滞剂主要包括美托洛尔（如倍他乐克、倍他乐克缓释片）、比索洛尔（如康忻、博苏）及卡维地洛（如金络）等。不良反应主要有疲劳、心动过缓等。

# 血管紧张素转换酶抑制剂（ACEI）、血管紧张素受体拮抗剂（ARB）

所有左心收缩功能减退的心功能不全患者除非有禁忌证或不能耐受，都应使用 ACEI。早期开始及长期使用 ACEI 可降低病死率，延长患者寿命。如患者出现干咳、血管神经性水肿等不能耐受 ACEI 的反应，可使用 ARB 替代。对于患有双肾动脉狭窄、高钾血症、妊娠及哺乳期的患者慎用或禁用该类药物。

常用的 ACEI 有：培哚普利（雅施达）、贝那普利（洛汀新）、卡托普利（开博通）、依那普利（悦宁定）、福辛普利（蒙诺）、雷米普利（瑞泰）等。

常用的 ARB 有：氯沙坦（科素亚）、坎地沙坦（必洛斯）、缬沙坦（代文）。

# 醛固酮拮抗剂

醛固酮拮抗剂能够阻断心功能不全时神经 – 内分泌的异常，改善心肌重构。NYHA Ⅲ / Ⅳ级心功能不全的患者应使用。目前使用的主要药物是安体舒通（螺内酯），主要不良反应是乳房肿胀和高钾血症、性功能减退。依普利酮是新型的选择性醛固酮受体阻断剂，不良反应较螺内酯少。

# 利尿剂

心功能不全患者有液体潴留时给予利尿剂可改善心功能不全症状。常用药物有托拉塞米（丽芝胶囊）、呋塞米（速尿）、氢氯噻嗪、吲达帕胺（纳催离、寿比山）等。主要不良反应包括低钾血症等电解质紊乱。

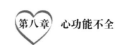 

新型利尿剂托伐普坦片，特异性拮抗精氨酸加压素，具有仅利尿不利钠的作用，用于治疗高容或等容性低钠血症伴心功能不全、肝硬化、抗利尿激素分泌异常综合征。

# 洋地黄制剂

洋地黄制剂可通过增强心肌收缩力，增加心输出量，并降低神经内分泌的水平，用于改善心脏收缩力下降的心功能不全患者的临床症状，但缺乏改善心功能不全患者预后的大规模医学证据。主要药物是地高辛（口服）、西地兰（静脉）。常见不良反应包括室性早搏、恶心、呕吐、视物异常等。

# If 通道抑制剂

If 通道抑制剂是一类新型药物，可通过抑制窦房结中的 If 通道减慢心律，推荐用于 LVEF ≤ 35%、窦性心律且心率 ≥ 70 次 / 分的心功能不全患者，可降低死亡和心功能不全住院联合终点。主要药物为伊伐布雷定。

血管紧张素受体脑啡肽抑制剂是一类新型药物，代表药沙库巴曲缬沙坦钠。指南推荐纽约心功能分级（NYHA）II/III 级有症状的左心收缩功能减退的患者，推荐该类药物替代 ACEI 或 ARB，可进一步降低心功能不全的发病率和死亡率。

# 钙离子增敏剂

钙离子增敏剂可直接与肌钙蛋白相结合，使心肌收缩力增加，而心率、心肌耗氧无明显变化。同时具有扩张外周静脉的作用，使心脏前负荷降低，可改善心功能不全症状。用于传统治疗（利尿剂、血管紧张素转换酶抑制剂和洋地黄制剂）疗效不佳，并且需要增加心肌收缩力的急性失代偿心功能不全的短期治疗。主要药物为左西孟旦，有口服和静脉两种剂型。

# 重组人脑利钠肽

重组人脑利钠肽与心室肌产生的内源性脑利钠肽有相同的氨基酸序列，与特异性的利钠肽受体结合，进而扩张动脉和静脉，降低心脏的前、后负荷，并迅速减轻心功能不全患者的呼吸困难程度和全身症状。适用于心功能分级NYHA＞Ⅱ级的急性失代偿心功能不全患者的静脉治疗。主要药物为新活素。

# 其他

研究显示，ω–3多不饱和脂肪酸改善心功能不全患者的心血管死亡和住院累积终点，可考虑作为症状性LVEF降低心功能不全患者的辅助治疗。

心脏再同步化治疗（CRT）、心室辅助泵、心脏移植等方式，也可用于治疗心功能不全。植入式心律转复除颤器（ICD），被推荐用于有室性心律失常所致低血压、晕厥等血流动力学不稳定史，同时预期功能良好生存状态＞1年的心功能不全患者猝死的二级预防。

## 小贴士

**用药注意事项**

1. 严格遵医嘱服药，不可擅自换药或停药。

2. 事先了解自己所服用的药物会引起哪些不良反应及服药的注意事项。

3. 药物之间可发生相互作用，使药效减低或不良反应加重，因其他病就诊需加用其他药物时，一定要告诉医师自己正在服用的药物。

4. 如果忘记服药，应在想起时立即补服。但是如果想起来时已经接近下一次的服药时间，可以少服1次，不能一次服用双倍剂量，以免发生严重的不良反应。

5. 服药期间忌酒，酒精对某些药物代谢和作用效果均有不同程度的影响。

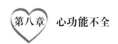

## 参考文献

1. 中华医学会心血管病学分会心力衰竭学组，中国医师协会心力衰竭专业委员会，中华心血管病杂志编辑委员会．中国心力衰竭诊断和治疗指南 2018. 中华心血管病杂志，2018，46（10）：760-785.

2. Crespo-Leiro1 MG，Metra M，Lund LH，et a1．Advanced heart failure：a position statement of the Heart Failure Association of the European society of Cardiology．Eur J Heart Fail，2018，20（11）：1505-1535.

## 第九节　慢性心功能不全的自我管理

## 如何处理好动与静的关系？

在慢性心功能不全症状明显时，体力活动应予以限制，过多的体力活动会加重心脏负担，病情加剧。此期应以静为主，以动为辅。心功能不全症状稳定后，活动可循序渐进，从床上伸展四肢开始，再缓慢下床，在床边、室内漫步；一段时间后再逐渐、缓慢地增加活动量；病情好转后，可到室外活动。室外活动时，应注意选择适宜运动，即不引起胸闷和影响气喘的活动程度，散步、体操、太极拳、气功等是适宜的保健方法。要以轻体力、小活动量、长期坚持为原则。

## 保持良好心态

慢性心功能不全患者普遍悲观、恐惧、信心不足，这对康复极为不利。临床研究证实，精神应激在心功能不全的发病中起重要作用，有时甚至诱发肺水肿。因此，慢性心功能不全患者必须树立战胜疾病的信心。

## 保证充足的睡眠

心功能不全患者易存在睡眠时间缩短、睡眠周期改变等问题，主要是由疾病本身相关的睡眠呼吸紊乱、情绪异常等引起，睡眠不足会使慢性心功能不全患者的心功能进一步下降。心功能不全患者应养成良好的睡眠习惯，保持足够的睡眠时间。

## 健康饮食

心功能不全患者应摄入低盐、低脂、精蛋白、富含维生素、易消化食物，多食蔬菜及粗纤维食物，有助于预防便秘，以免排便时用力诱发或加重心功能不全。避免饱餐，晚餐宜少，以预防心脏负荷过重而诱发心功能不全发作。

## 坚持用药

1. 严格遵医嘱服药，不可擅自换药或停药。
2. 了解自己服用药物可能导致的不良反应以及服用时的注意事项。
3. 多种药物合用时可发生相互作用，使药效减低或不良反应加重。
4. 酒精对某些药物代谢和疗效有不同程度的影响，服药期间应忌酒。

## 合理的康复训练

轻中度心功能不全患者（LVEF > 30%）完全可以参加锻炼并从中获益，主要表现为：增加心功能储备（约20%），增加负荷功率和峰值心率；升高肌肉血红蛋白水平；增加运动肌肉体积；降低休息和等量的亚极量运动的心率。

★ **康复指导原则**

1. 参加运动前应作以下检查：分级运动试验、超声心动图（评估心功能）及 LVEF。

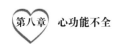

2. 患者应熟悉某些客观和主观运动强度指标，如脉搏、劳累程度。影响运动训练安全性的因素有：心血管功能状态的稳定程度、基础心血管疾病的病因和严重程度、室性心律失常的有无和复杂程度、运动量是否适当、监护和急救安排的合理性。

**★ 康复运动三部曲**

1. 运动前热身期：热身运动是逐渐将代谢水平由休息水平增加至锻炼期水平，一般持续 20 分钟左右，由两部分组成：①低运动强度的动态有氧运动，可慢走或逐渐快走，目的是升高体温，以便进行下一步活动；②伸展、关节运动，防止运动中的关节损伤，保证各关节都要活动到，每个关节要持续伸展15 ～ 30 秒。

2. 锻炼期（有氧活动期）：①运动类型：走步、坐位登车是适于心功能不全患者进行的可由自己控制的有氧运动，一般持续 45 ～ 60 分钟；②注意事项：应从低水平逐渐增加，最初的目标心率以比静息心率增加 5 ～ 10 次 / 分或比立位心率增加 10 ～ 20 次 / 分为宜，运动可采取间歇方式，如运动 2 ～ 6 分钟，休息 1 ～ 2 分钟。开始运动的持续时间为每天 5 ～ 10 分钟，以后逐渐延长。先增加运动持续时间，然后再逐渐增加运动强度。

3. 恢复期：运动期之后应该有一个恢复期，持续约 3 分钟左右。与预热期一样，包括两部分：①低运动强度的有氧运动，如慢跑、低负荷蹬车等，防止血液滞留下肢，引起直立性低血压，并且突然停止运动时血浆儿茶酚胺水平较高，可导致心律失常；②关节运动，同热身期。运动方案须有明确的目标，即回归家庭、回归社会、回归工作。运动康复应与医疗相结合，两者相辅相成。低强度锻炼可以获得与高强度运动相近似的获益，延长运动的持续时间可弥补运动强度的不足。

呵护❤健康

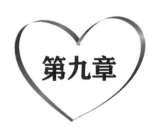

# 第九章

# 常见心律失常

心脏每分钟跳动次数被称为心率，一般在60～100次/分，正常情况下，脉搏的频率（脉率）与心率是一致的。心脏跳动的节律称为心律，正常人心律基本规则。心律失常是指心脏冲动的频率、节律、起源部位、传导速度或激动次序的异常。

# 心律失常疾病知识

如果将心脏比作持续工作的"发动机"，心脏传导系统就相当于机器中的电路系统。心脏传导系统（图9-1）包括窦房结、结间束、房室结、希氏束、左、右束支和浦肯野纤维网。窦房结是心脏正常节律的起搏点，是心脏跳动节律的"司令部"。窦房结以一定的频率和节律发放电脉冲，当指挥心脏工作的

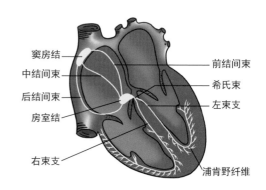

图 9-1　心脏传导系统

指令发出后，经过传导系统逐级传达至心房、房室结、心肌，心肌按照此指令完成自己的工作。房室结是心房和心室间电冲动传导的"中继站"。电脉冲通过房室结后，再通过左、右束支及末梢通路使左、右心室几乎同时收缩，从而完成一次心脏射血。正常的心脏节律，被称为窦性心律。传导系统的任何部位出现问题，都有可能导致心脏跳动的节律异常，称为心律失常。心律失常可以发生在器质性心脏病的基础上，如冠心病、心肌病等；也可以由心脏以外的异常情况引起，如甲状腺功能异常可引发房颤、窦性心动过速；部分心律失常为生理性的，如情绪紧张、喝浓茶或咖啡可诱发心动过速或早搏。多数心律失常发生在相对"正常"的心脏，常规的心脏检查无法确定导致心律失常的疾病或病因。

## 心律失常的分类

心律失常按发生原理，可分为冲动形成异常和冲动传导异常；按照发生部位可分为窦性心律失常、房性心律失常、交界区性心律失常和室性心律失常；按照心律失常发生时的心率快慢，可分为快速性心律失常与缓慢性心律失常。

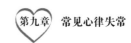

### 心律失常的发病机制

#### ★ 冲动形成异常

指挥心脏跳动的信号是由窦房结以外的区域产生的,或窦房结发出了不正常的信号。这就好比军队的命令不是由主帅发出的,而是由其他不应该发布命令的人发布的一样,或者主帅发布了错误的命令,这些都会导致军队的行为异常。

冲动形成异常引起的心律失常分为窦性心律失常和异位心律失常。窦性心律失常包括窦性心动过速、窦性心动过缓、窦性心律不齐和窦性停搏;异位心律失常包括逸搏、逸搏心律、期前收缩、阵发性心动过速、非阵发性心动过速、心房扑动与颤动、心室扑动与颤动。

#### ★ 冲动传导异常

冲动传导异常主要包括传导阻滞和折返两种情况。传导阻滞是指心脏的电信号传导过程中出现了不同程度的阻碍,轻者可以导致信号传导的延迟,重者可以出现信号传导的完全中断,一般情况下传导阻滞主要引起心动过缓。折返是指传导通路中出现了异常的通路,导致信号在一定区域内反复传导,是产生快速性心律失常的主要原因。

冲动传导异常包括生理性传导障碍和病理性阻滞。生理性传导障碍指干扰及干扰性房室分离;病理性阻滞包括窦房阻滞、房内阻滞、房室阻滞和室内阻滞。还有一种房室间传导途径异常,是在正常的传导系统之外,还存在有异常的房室旁路,这种旁路有时会引起阵发性室上性心动过速。

## 心律失常的症状与临床表现

心律失常最常见的症状是心慌(心悸)。除了心脏本身的表现外,心律失常还可以引起头晕、晕倒、乏力等不适,但是这些症状都缺少特征性,医师往往很难仅通过症状就能确诊某种心律失常。相同的心律失常可以表现出完全不同的症状,不同的心律失常可以有相似症状;即使是同一个人的同一种心律失常,不同次发作时症状也可以有所不同。还有部分心律失常没有任何症状。详细地询问病史是正确诊治所必需的,不仅能够为医师确定诊断提供线索,还可以帮助医师评估病情，确定最适合患者的治疗方案。

如果有心脏不舒服的症状，怀疑有心律失常时，最好能数 1 分钟的脉搏次数，确定当时脉搏是增快还是减慢，节律整齐还是不齐。另外能够分析总结心律失常的发作规律并记录下来，比如在什么情况下发作，是突然发生还是逐渐加重，发作的时候有什么表现，特别是有没有头晕、胸疼、晕倒及意识丧失等，一般持续多长时间，如何才能缓解，心律失常终止时是突然终止还是逐渐好转，曾经的治疗手段都有哪些，效果如何等。在患者去医院就诊时，这些信息对医师都是很有帮助的。

# 心律失常的诊断与治疗

## 心律失常的诊断

### ★ 症状及体征

虽然症状并不能作为确诊心律失常的依据，但症状对于心律失常的诊断有提示作用，有时甚至会成为决定治疗策略的关键因素。比如反复发作，每次发作时有突然发生、突然结束特点的心动过速，往往会让医师疑诊为阵发性室上性心动过速。对于缓慢性心律失常，如果合并了头晕、黑矇、晕厥等症状，就要考虑是否需要起搏器治疗。

### ★ 辅助检查

1. 心电图：心电图是诊断心律失常的简单、直观方法，通过心电图可以了解是否合并心脏基础疾病。由于很多心律失常是发作性的，不发作时心电图可能完全正常，所以发作当时的心电图是确诊所需的重要资料。有症状时尽快做心电图，对确诊帮助更大，心电图不一定要到大医院做。心电图机往往带有自动分析功能，做完的心电图纸上会有计算机给出的诊断，这种诊断有的时候会出错，切不可完全相信，心电图的结果最终还是要由医师来解读。

2. 动态心电图：动态心电图就是我们常说的"Holter"，记录仪由患者随身携带，一般可以连续记录 24 ～ 48 小时，有时为了发现一些发作频率很低的心律失常，医师甚至会将连续记录的时间延长至数日。Holter 不但可以弥补常规心电图只能短时间记录的缺点，还可以了解心律失常发作的频度、特点、严重程度以及与活动的关系等。进行 Holter 检查时不影响受检者日常活动，可以按照日常的生活习惯继续运动、工作等，但剧烈的活动可能会导致导联脱落、记录的心电图干扰大，影响最终结果的判断。在检查期间，如果有不舒服的症状，应记录下时间、目前是安静还是活动状态、有什么症状等信息，以供医师参考（详见第十八章 第四节）。

3. 心脏负荷试验：分为运动负荷试验和药物负荷试验，有些心律失常与交感神经兴奋或心肌缺血相关，或者需要心脏在一定的工作负荷条件下才会发作，可以通过记录运动或用药增加心脏负荷时的心电图，已增加明确诊断的机会，还可以评估某些心律失常（如室性早搏）的危险程度。

4. 新的无创设备：随着电子科技的进步，目前已出现了多种便携式心电事件记录仪，有症状时用双手握紧仪器，就可以记录到一个导联的心电图，此记录仪对诊断心律失常、寻找病因很有价值。

5. 植入式设备：对于高度怀疑心律失常所致晕厥，但常规方法又未能检出心律失常的患者，可使用植入式 Holter 协助诊断。植入式 Holter 的外观和体积都酷似一块口香糖大小，通过创伤很小的手术将其植入左胸部皮下，可以主动也可以经由患者手动触发记录心电图，然后通过程控仪将保存的心电图打印出来，其电池电量通常可维持 3 年。既往已经植入过起搏器的患者，目前多数起搏器可以记录心律失常，在程控时可以调取需要的资料。

6. 其他检查：一些血液化验、心脏超声等检查，有的是为了寻找心律失常发生的原因，有的是为了评估病情和合并的其他心脏疾病情况，比如通过超声心动图检查可以了解心脏功能如何，有无结构异常，这些对于确定治疗方案都至关重要。

## 心律失常的治疗

### ★ 一般治疗和针对基础疾病的治疗

心律失常的基础疾病包括高血压、冠心病、心功能不全、电解质及代谢紊乱等，如果心律失常跟这些疾病相关，那么把这些疾病控制好是治疗心律失常的第一步。

避免劳累、情绪激动、寒冷刺激，避免进食过饱，注意休息，警惕感染。以上因素不一定是心律失常发生的原因，但可能是发作的诱因。此外，确诊了心律失常之后，患者的心态十分重要，有些心律失常受精神、情绪影响很大，积极乐观地面对心律失常，可以在很大程度上减轻疾病的影响。面对心律失常不回避、不畏惧才是正确的。

### ★ 药物治疗

药物治疗主要是针对快速心律失常。对于缓慢心律失常，药物治疗通常只是应急措施而不是长期治疗方案。心律失常是否需要药物治疗取决于心律失常对心脏本身和全身的危害、心律失常发作的症状、频率等因素，需由医师选择治疗方案。

1.抗心律失常药物：抗心律失常药物种类繁多，作用复杂，目前临床上常用的包括普罗帕酮、β 受体阻滞剂（美托洛尔、比索洛尔等）、胺碘酮、索他洛尔、钙拮抗药（维拉帕米、地尔硫䓬）等。抗心律失常药物本身也有致心律失常作用，即会导致心律失常的作用，有一些甚至很严重。除此之外，一些抗心律失常药物可能会有心脏以外的不良反应。所以是否需要服用抗心律失常药物，如何选择和调整药物剂量都是很专业的问题，一定要由专业医师决定，不能自行用药。

2.其他药物：有些心律失常对身体会有一些特殊的影响，比如心房颤动，会明显增加心脏内血栓形成的可能性，明显增加脑梗死的风险，除了需要应用针对心律失常的药物外，还需要服用预防血栓形成的抗凝药物治疗（详见第十七章 第八节）。

部分中药制剂也可用于控制心律失常的症状，应在中医师指导下进行辨证施治、个体化选择。

### ★ 非药物治疗

1.电复律（除颤）治疗：有些致命性心律失常，如心室颤动和部分室性心动过速，如果不能尽快将心律转复为窦性，可能会在短时间内威胁生命。直流电复律是最直接、快速、有效转复心律的方法，所以医院的病房里都常规配备有除颤仪。在机场、车站等公共场所，也配备有自动体外除颤器（AED）。如果反复发生室颤、室速，药物治疗无效时，需要植入式心脏复律除颤器（ICD），相当于把除颤仪放在患者的体内，植入的过程和装置类似于安装起搏器。此外，一些快速性心律失常，在使用药物转复效果欠佳的时候，也会使用电复律治疗。

2. 刺激迷走神经：对于部分阵发性室上性心动过速的患者，在心动过速发生时可以通过按摩颈动脉窦、按压眼球、用压舌板刺激咽喉部及憋气等方式终止心律失常。这些方法经过简单的培训就能掌握，可以方便有效地用于部分阵发性室上性心动过速的患者。

3. 导管消融治疗：部分快速性心律失常，如房室结折返型心动过速、房室折返型心动过速（显性和隐匿性预激综合征）、房性心动过速（房速）、心房扑动（房扑）、心房颤动（房颤）、室性早搏、特发性室性心动过速、束支折返性室性心动过速等；抗心律失常药物疗效不佳时可以选择导管消融治疗，根治部分心律失常。其中房室结折返型心动过速和房室折返型心动过速的单次手术治愈率在95%以上。射频消融治疗首先通过外周血管（主要是颈胸部和大腿根部的血管）将电极导管送入心脏，通过标测找到病变的部位后进行消融，依据消融的能量来源，可分为射频消融、冷冻消融、超声消融等。

4. 外科手术治疗：随着经导管微创介入治疗技术和设备的进步，外科手术治疗心律失常在临床上应用已越来越少。曾经需要开胸手术才能实现的切断房室旁道、迷宫手术治疗心房颤动、切除左心耳等操作，目前多数都可以通过微创介入的办法实现。但在某些特定情况下，仍需要外科手术治疗。

5. 起搏治疗（详见第十九章第四节）。

## 心律失常的预防

一些心律失常往往是由于先天的心脏结构异常引起的，还有一些遗传性心律失常，发病基本不受后天的环境影响。但也有部分心律失常，可以通过后天的努力以减少发生。为减少心律失常的起病和发作，在日常生活中避免劳累，注意休息，保持情绪的稳定，避免精神和情绪的过度波动，清淡饮食，控制体重，避免寒冷刺激等可能诱因。需要积极治疗导致心律失常的基础疾病，如电解质紊乱、甲状腺功能异常、心功能不全等，以预防或减少心律失常的发生。

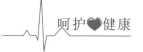
# 常见的心律失常

## 期前收缩

期前收缩又称过早搏动,简称为早搏,是常见的心律失常,在正常人、各种心脏病患者及其他疾病中均可见到。早搏多没症状,少数人会有心慌、胸闷等症状。根据起源部位,可分为房性早搏、交界区性早搏和室性早搏(图9-2)。

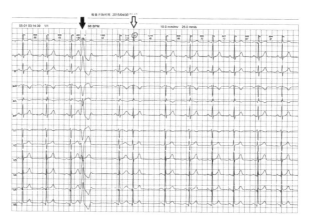

注:室性早搏和房性早搏出现在同一个患者的同一张心电图上,实心箭头指示的是室性早搏,空心箭头指示的房性早搏。

**图9-2　室性早搏和房性早搏**

房性和交界区性早搏统称为室上性早搏,多数都发生在正常人身上,如果无不适症状,不需要特殊处理和治疗。室性早搏常见于正常人,有时是严重心律失常的前兆,需要综合评估。对于没有器质性心脏病的室性早搏患者,如果症状不明显可以不治疗,如果症状明显影响生活质量时可服用药物治疗。对于药物疗效不佳、症状严重的患者,可考虑进行射频消融手术治疗。如果室性早搏发生在器质性心脏病的基础之上,需要先治疗基础疾病,再根据早搏的多少、有没有症状决定是否需要加用药物治疗。

## 快速性心律失常

### ★ 室上性心动过速

室上性心动过速是常见的心律失常,可分为房性心动过速、房室结折返性心动过速和房室折返性心动过速等类型。心房扑动属于房性心动过速,心房颤动也可归为室上性心动过速,发病机制和治疗措施特殊(详见第十章 )。

室上性心动过速常表现为突发、突止、反复发作的心慌、胸闷,部分患者感到头晕,每次发作持续时间不定,一般为数秒,数分钟至数小时,个别的可能会持续几天(图 9-3)。发作时心律齐,心率一般在 160 ~ 250 次 / 分。室上性心动过速为非致命性心律失常,但可影响患者的生活质量。患者多无器质性心脏病,少数伴有基础心脏疾病。室上性心动过速常见原因:房室结双径路引起的房室结折返性心动过速、预激综合征(房室旁道)引起的房室折返性心动过速。如果发作频繁,症状明显,其治疗一般首选射频消融,手术安全性好,成功率高。药物治疗仅适用于不适合或不愿行射频消融的患者。

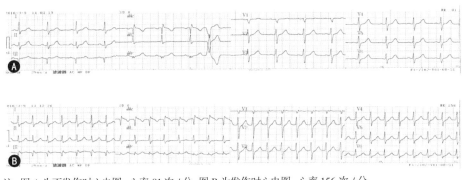

注:图 A 为不发作时心电图,心率 81 次 / 分,图 B 为发作时心电图,心率 156 次 / 分。

**图 9-3 阵发性室上性心动过速**

### ★ 室性心动过速

室性心动过速(室速)是起源于心室的快速心律失常(图 9-4)。根据是否合并器质性心脏病,分为有器质性心脏病的室速和无器质性心脏病的特发性室速。室速在心电图上表现为 QRS 波宽大畸形的心动过速。室速的症状与患者是否有器质性心脏病、发作时心率以及室速类型有关,可表现为心慌、胸闷、头晕、黑矇,重者(如尖端扭转型室速)可表现为晕厥、猝死。对于合并器质性心脏病的室速,如冠心病心肌缺血导致的室速,首先需治疗基础疾病,部分患者基础疾病控制后室速消失,如果仍有室速发作,可能需要抗心律失常药物治疗或植入式心脏复律除颤器(ICD)治疗。对于症状不明显的特发性室速,如果发作时间持续短，可以不治疗，如果发作持续时间长，症状明显，也可以考虑射频消融治疗。

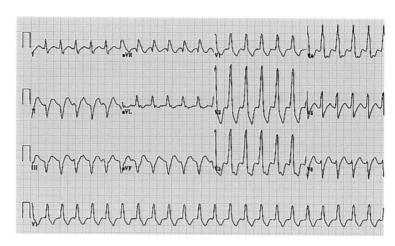

图 9-4　室性心动过速

## 缓慢性心律失常

### ★ 病态窦房结综合征

病态窦房结综合征是指窦房结及其周围组织病变和功能减退引起的缓慢性心律失常。窦房结是心脏的最高级别指挥中心，如果窦房结功能异常会导致心脏跳动缓慢，或者心脏在一段时间内不跳动，即停跳。病态窦房结综合征的症状与其严重程度有关，如果心率很慢，或者心脏停跳时间很长，患者会出现晕厥、黑矇、头晕等症状，部分患者仅表现为无力、记忆力下降等症状。病态窦房结综合征症状不明显，一般无需治疗，密切监测即可。如果出现晕厥、黑矇、头晕等症状，或缓慢心率与快速心律失常并存时，应评估是否需安装永久起搏器治疗（详见第十九章第三节）。

### ★ 房室传导阻滞

按其严重程度，可分为一度、二度Ⅰ型、二度Ⅱ型和三度房室传导阻滞（图9-5）。房室传导阻滞的症状取决于其心率快慢和心脏停跳间歇长短。房室传导阻滞引起了晕厥、黑矇、头晕等症状，或二度Ⅱ型和三度房室传导阻滞，应考虑安装永久起搏器治疗（详见第十九章 第三节）。

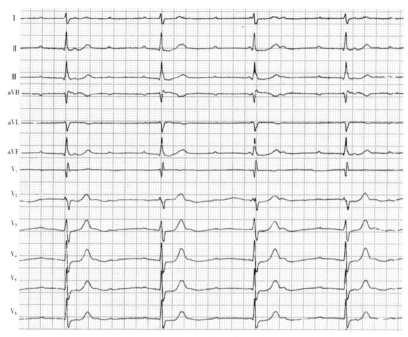

图 9-5 三度房室传导阻滞

# 参考文献

1. Katritsis DG，Boriani G，Cosio FG，et al. European Heart Rhythm Association（EHRA）consensus document on the management of Supraventricular arrhythmiaS, endorSed by Heart Rhythm Society（HRS），ASia-Pacific Heart Rhythm Society（APHRS），and Sociedad Latinoamericana de Estimulaci ó n Cardiacay ElectrofiSiologia（SOLAECE）. Europace，2017，19（3）：465-511.

2. Al-Khatib SM，StevenSon WG，Ackerman MJ，et al. 2017 AHA/ACC/HRS guideline for management of patientS with ventricular arrhythmiaS and the prevention of Sudden cardiac death：A Report of the American College of Cardiology/American Heart ASSociation TaSk Force on Clinical Practice GuidelineS and the Heart Rhythm Society. Heart Rhythm，2018，15（10）：173-189.

3. KuSumoto FM，Schoenfeld MH，Barrett C，et al. 2018 ACC/AHA/HRS Guideline on the Evaluation and Management of PatientS With Bradycardia and Cardiac Conduction Delay. Circulation，2018. [Epub ahead of print]

呵护 ❤ 健康

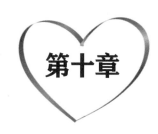

# 第十章

# 心房颤动

心房颤动是最常见的房性心律失常。近年来，越来越多的证据表明，心房颤动是一类严重影响患者生活质量的疾病，而早发现、早识别、早治疗可以有效预防其相关并发症的发生。因此，本章将从多方面介绍 AF 相关知识，以提高人们对心房颤动危害及治疗重要性的认识。

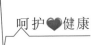
# 心房颤动的疾病知识

## 流行病学

从全球的流行病学调查来看，心房颤动（atrial fibrillation，AF）是一类与年龄增长密切相关的疾病。无论在亚洲、欧洲还是美洲，AF 的发病率在 60 岁以后的男性和女性都有显著增加（图 10-1）。早期的研究表明，约 70% 的 AF 患者年龄在 65 ～ 85 岁。在年龄不足 40 岁的人群，AF 发病率不到 0.1%，但年龄超过 80 岁时，AF 在男性发病率＞ 2%，女性发病率＞ 1.5%。由此可见，增龄是 AF 发生的重要危险因素。

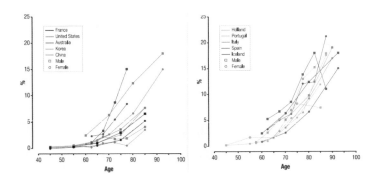

注：Hanon O, ASSayag P, Belmin J, et al.Expert conSenSuS of the French Society of GeriatricS and Gerontology and the French Society of Cardiology on the management of atrial fibrillation in elderly people. Arch CardiovaSc DiS, 2013，106（5）：303–323.

**图 10-1　不同国家心房颤动发病率与年龄、性别的关系**

## 心房颤动的病因

少数情况下，AF 可见于健康个体，常与情绪激动、过度运动、大量饮酒和劳累等相关。多数情况下，AF 与其他疾病伴随出现，冠心病、高血压性心脏病、风湿性心脏病、肺源性心脏病等都是导致 AF 发生的重要原因。此外，甲状腺功能异常、电解质紊乱等也是导致 AF 发生的常见原因。

## 心房颤动的分类

AF 分类方法众多，绝大多数医疗中心根据 AF 发现次数和持续时间对 AF 进行分类。

1. 初发性心房颤动：第一次被客观检查证实的 AF 被定义为初发性 AF，可能真的是第一次发生，也可能是已多次发生但未被客观检查所证实。

2. 阵发性心房颤动：定义为持续时间≤ 7 天，且无需任何干预能自行恢复窦性心律的 AF。

3. 持续性心房颤动：定义为持续时间＞ 7 天，可自行停止或经人为干预终止的 AF。

4. 慢性长程心房颤动：当决定采取措施将 AF 恢复为窦性心律时，将持续时间≥ 1 年的 AF 称为慢性长程 AF。

5. 永久性心房颤动：AF 持续时间＞ 1 年，且患者无意愿将其恢复为窦性心律时，将其称为永久性 AF。

## 心房颤动可能的发病机制

由于 AF 发生的原因繁杂，我们对 AF 发生机制的认识仍很局限，但可以肯定的是，AF 反复、持续发作是触发因素和维持因素共同参与的结果。在触发因素中，肺静脉内异常电活动是大多数 AF 发生的诱因，而随年龄增加出现的心房自身结构退行性改变，可能是维持 AF 发生的最重要原因。

# 心房颤动的临床表现

AF 患者的症状主要与 AF 引发的快速心跳及血栓栓塞相关。由于 AF 时每分钟心房跳动频率在 350 次以上，且搏动极不规整，因而导致快速且不规律的心室跳动，从而促使患者出现明显的心慌感觉。当心脏跳动持续过快或者患者合并其他心脏病变时，快速的心跳还会导致患者出现胸痛、头晕、黑矇、呼吸困难等症状。长期、快速的心跳最终使心脏不能充分休息而发生功能减退和恶化，出现心功能不全的症状，包括轻微活动时胸闷、食欲下降、双腿肿胀等。部分患者房颤发作时心室率并不快，节律也相对整齐，可以没有任何症状。还有一部分 AF 患者房颤发作时会间断出现缓慢心率或长间歇，出现黑矇、头晕等症状。血栓栓塞是导致 AF 患者出现临床症状的又一重要原因。由于 AF 时心房失去有效的机械活动，因此在心房内，特别是在心耳内，不能正常流淌的血液会凝结成血块，一旦血块脱落就可能造成相关症状。血栓脱落的临床表现与被栓塞组织的阻塞范围大小、阻塞程度轻重及阻塞发生快慢密切相关。当患者出现肢体活动障碍或言语不利时，提示血栓脱落引发了脑卒中；如突发腹痛伴便血，应警惕肠系膜动脉栓塞；腰痛伴血尿，需排除肾动脉栓塞。

## 心房颤动时的心电图表现

正常的心脏跳动是由心脏内自主搏动最快的窦房结所控制，因此称为窦性心律，心电图（图10-2）表现为规律出现的、大小一致的心房激动波——P波。由于正常窦性心律的P波频率在60～100次/分，当负责心房心室间电活动传导的房室结未发生病变时，每一个P波后都会规律出现一个心室激动波——

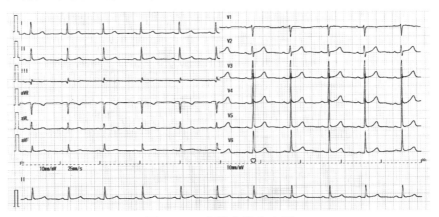

图 10-2　窦性心律心电图

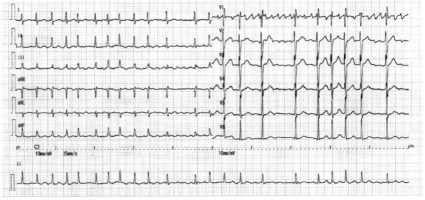

图 10-3　心房颤动心电图

QRS 波。当 AF 发生时，心房规律的电活动被快速不规则的电活动取代，心电图上出现形态各异、频率不一的快速颤动波—f 波。由于 f 波的频率＞350 次 / 分，远远超出房室结的通过能力，仅有部分 f 波的激动能够通过房室结不规则传导到心室，因此心电图（图 10-3）显示为 QRS 波不规律出现。但是，如果 AF 患者合并房室结传导功能完全丧失时，因为不规律的 f 波不能通过病变房室结激动心室，心室电活动受到病变房室结以下传导系统支配，所以心电图上表现为规律出现的 QRS 波。

# 心房颤动对患者的危害

## 加重心脏电活动异常

频繁、持续发作的 AF 不仅导致心脏内每个心肌细胞原有电活动特性发生变化，还造成心肌细胞间电活动传导出现紊乱，使 AF 持续，正所谓 AF 诱导 AF。

## 导致心功能恶化

AF 时心房失去有效收缩功能，致使心室舒张期充盈量比窦性心律时减少 20%～30%，所以心排血量也会减少 20%～30%，但患者多无不适。随着 AF 发作频率的增加、持续时间的延长，部分心肌细胞长期的超负荷工作，导致心脏射血功能逐步减退，最终发生心力衰竭。

## 促使血栓形成并导致血栓栓塞

AF 患者心房内血栓形成与下述因素有关：①血流异常使心腔内膜的完整性遭到破坏并导致凝血因子激活、纤维蛋白沉积、血小板聚集；②心房失去有效的收缩运动，特别在心耳区几乎处于静止状态，容易形成血栓。

在血栓形成早期，由于新鲜血栓尚未与心房形成紧密的连接，容易脱落并随血流堵塞到机体各个脏器，以脑、肾、肺和消化系统为多见。栓塞后患者是否出现症状，与栓子大小、栓塞部位、栓塞程度、栓塞形成速度密切相关。

# 如何治疗心房颤动？

AF 的治疗取决于 AF 的病程、心脏结构及功能改变、血栓和出血风险的评估以及伴随疾病的情况。如果 AF 病程短、心脏结构及功能无显著异常，应尝试转复 AF 并力争维持窦性心律。在持续性 AF 合并明显心脏结构功能异常或尝试转复但反复失败的患者，应选择心室率控制的治疗方案。对于有明确诱因的患者，应积极治疗原发病并去除诱因。所有 AF 患者应进行缺血性卒中风险评估，对于评估判定为高危的患者，应给予终生抗凝治疗，除非患者发生出血事件。

## 恢复并维持窦性心律

心房颤动是一种心律失常，从心律失常状态恢复为正常的窦性心律，称之为转复。阵发性房颤，房颤持续一段时间后可以自行转复为窦性心律，有些则需要一些特殊的办法以转复心律。但并非所有的房颤患者都需要转复为窦性心律，也不是所有的房颤患者都能成功转复为窦性心律。转复房颤通常适用于首次发生的房颤，或者发作时症状明显，且预计转复后可以维持窦性心律的患者。转复 AF 并维持窦性心律的方法包括药物治疗、经导管消融治疗、起搏治疗、外科治疗和直流电转复。药物和射频消融治疗是最常用的方法；直流电转复用于 AF 引发患者血流动力学不稳定或出现不能忍受的临床症状时，由于外科治疗创伤大，多用于因其他心脏病变需要外科手术治疗的 AF 患者；起搏治疗可通过快速起搏抑制房性早搏的方法来防止 AF 的发生，但目前多用于治疗合并缓慢性心律失常的患者。除少数紧急情况外，转复 AF 前必须明确心房内是否存在血栓。对于能够明确 AF 持续时间的患者，如果 AF 持续时间 < 48 小时，可考虑直接给予转复治疗。当 AF 持续时间 ≥ 48 小时或不能确定时，应在有效抗凝治疗 3 周或行食道超声、心脏 CT 检查确认心房内无血栓后再行转复治疗。AF 转复后通常需要服用抗心律失常药物以维持窦性心律，多数患者可能需要终生服药。此外，由于 AF 转复后心房可能仍处于不收缩状态而容易导致血栓形成，因此，即使在卒中危险评分为 0 的患者，转复 AF 后还需继续抗凝

治疗 4 周。

### ★ 药物治疗

有多种抗心律失常药物用于 AF 的转复和窦性心律维持，选用何种药物需要临床医师参照患者合并心脏病变情况决定。由于所有抗心律失常药物均存在致心律失常作用，长期使用必须密切监测其心律情况。目前在我国可以应用到的药物包括胺碘酮、索他洛尔、伊布利特、普罗帕酮（图 10-4）。

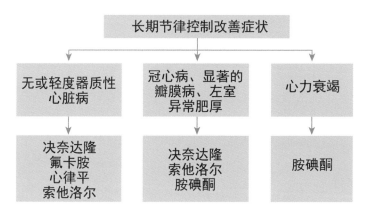

**图 10-4 心房颤动心律失常药物的选择**

1. 胺碘酮（可达龙）：适用于合并各种心脏病的 AF 患者转复和维持窦性心律的治疗，对心功能无不利影响。长期大剂量（> 400mg/d）服用可能导致甲状腺功能异常、角膜色素沉着、肺纤维化和肝功能异常等，服用时应定期监测。

2. 索他洛尔：用于 AF 患者维持窦性心律。由于药物成分有 β 受体阻滞作用，合并哮喘、传导阻滞和心功能不全的 AF 患者应避免或谨慎使用。

3. 伊布利特：静脉制剂，转复房颤成功率高，无口服制剂，不能作为房颤转复后的维持用药。

4. 普罗帕酮（心律平）：用于转复 AF 和维持窦性心律。可诱发或加重心功能不全，有致心律失常作用。窦房结功能异常，严重房室传导阻滞的患者禁用。

### ★ 经导管消融治疗

房颤患者可以通过微创导管消融治疗。目前临床上常用的消融手段包括射频消融和冷冻消融，两者都是通过消除心脏内异常电活动灶，以达到治疗 AF

的目的。目前主要用于药物治疗无效且症状明显的 AF 患者，对于症状明显且不愿药物治疗的患者，也可考虑直接接受射频消融治疗。对于阵发性 AF，射频消融治疗可取得较为满意的效果，1 年手术成功率在 90% 以上，3 年手术成功率在 70% 以上。对于持续性房颤，射频消融治疗单次成功率较低，但多次消融治疗累计成功率可达 80% 左右。然而，AF 持续时间超过 3 年，或者左心房前后径已经＞ 5.5cm，手术成功率较低，不建议手术治疗。随着技术的进步，能够通过消融治疗的房颤患者范围在逐渐扩大。需指出，射频消融治疗作为一种创伤性治疗，可能会引起严重并发症，包括手术中的心包填塞、心脏破裂、传导系统受损和手术后发生的心房 – 食道瘘，但这些并发症的发生都极为罕见。因术中可能会用到造影剂和镇静止痛药物，消融手术前后均需禁食一段时间。经导管消融房颤是一种微创手术，仅需穿刺静脉血管即可完成操作，一般无需全身麻醉，术后返回病房，伤口压迫几小时后即可下床活动。

## 心室率控制

心室率控制目标取决于患者的临床症状和房颤发作时心律的快慢，如果房颤时的心室率并不快，也就不再需要降心率的药物。无心悸、气短症状的患者可以以静息心率 <110 次 / 分为目标，症状明显的患者需要严格控制心室率，使静息心率维持在 60 ～ 80 次 / 分、中等量运动时心率在 90 ～ 115 次 / 分。

1. 药物治疗：药物治疗是控制心率的主要方法，常用药物有三类，包括洋地黄、β 受体阻滞剂和非二氢吡啶类钙通道阻滞剂。房颤时心律绝对不齐，如果心率除间断增快外，还有明显的间断性减慢，或者有长间歇时，可能需要先植入起搏器，才能使用控制心室率的药物。服用控制心率的药物之后也可能会出现心率过慢，所以服药后需要密切监测心率情况。

（1）洋地黄：主要用于控制静息时的心率。具有抑制房室传导、增强心脏收缩力的作用，适用于心率快伴射血分数减低的 AF 患者。常用药物为地高辛，剂量在 0.125 ～ 0.25mg/d。

（2）β 受体阻滞剂：可有效控制 AF 患者的心率，对控制运动时心率疗效更明显。常用药物包括比索洛尔、美托洛尔、卡维地洛、阿替洛尔。

（3）非二氢吡啶类钙拮抗药：主要包括维拉帕米和地尔硫䓬，不宜用于合并急、慢性心功能不全、心率慢的 AF 患者。

2. 消融治疗：长期快速心跳可导致心肌病变而使心功能恶化，因此，药物治疗不能有效控制心率的患者应考虑消融房室结以达到控制心室率的目的。接受房室结消融的患者，需要植入永久起搏器以保证能够满足机体需求的每分钟心室搏动数（详见第十九章 第三节）。

## 血栓防治

AF 引发的心房内血栓形成、脱落是威胁患者生命的最主要并发症。房颤患者发生脑梗死的风险较常人增加 6 倍以上，所以预防血栓是 AF 治疗的重要环节。

### ★ 药物治疗

治疗方案取决于对 AF 患者发生血栓栓塞风险的评估，目前最为常用的评分系统为 $CHA_2DS_2$-VASc 评分（表 10-1）。$CHA_2DS_2$-VASc 评分为 0（男性）或 1（女性）的患者，可不予抗凝治疗；评分为 1（男性）或 2（女性）的患者，建议抗凝治疗；评分为 2（男性）或 3（女性）以上的患者，原则上应给予抗凝治疗。需要指出的是，尽管抗凝治疗可以明显减少血栓形成的风险，但仍有 30%～40% 服用抗凝药物的 AF 患者会发生心房血栓脱落引发的血栓栓塞事件。不少 AF 患者误认为抗血小板药物（如阿司匹林、氯吡格雷）的疗效可以等同于抗凝药物，因而长期服用。但事实是，抗血小板药物预防 AF 血栓形成的作用甚微，同时还会明显增加患者发生出血事件的风险，目前已较少应用于房颤患者的血栓预防。在应用抗凝治疗前应充分评估患者发生出血事件的风险（表10-2），但出血风险的高低不应影响抗凝治疗的选择。

对于决定接受射频消融治疗的患者，手术前后可以不停用正在进行的抗凝治疗。与既往的桥接治疗相比，这种方法的安全性更高。老年患者中，合并冠心病的 AF 患者较多见。如果患者冠心病处于稳定阶段，对于正在应用抗凝治疗的患者无需加用抗血小板药物，但如果患者处于冠心病不稳定状态或刚接受支架治疗，则需抗凝药物和抗血小板药物联合应用。医师会根据患者出血的风险调整联合药物的使用方案，除极个别患者外，抗凝治疗和双联抗血小板治疗至少联合使用 1 个月，而抗凝治疗和单联抗血小板治疗在多数患者中应联合使用 1 年。

1. 华法林：华法林是常用的抗凝药物，在使用过程中常以凝血酶原时间的国际标准化比值（International Normalized Ratio，INR）为监测疗效的指标。INR 为 2 ～ 3 提示抗凝达到最佳效果，INR > 3 时出血风险显著增加。高龄患者的 INR 可减低至 1.8 ～ 2.5。由于华法林治疗的安全窗窄，易受多种因素干扰，需要监测患者 INR 水平，限制了华法林的应用。

表 10-1　房颤患者血栓形成危险评估

| CHA$_2$DS$_2$-VASc 评分 | |
| --- | --- |
| 危险因素 | 评分 |
| 充血性心衰 / 左室功能不全 | 1 |
| 高血压 | 1 |
| ≥ 75 岁 | 2 |
| 糖尿病 | 1 |
| 卒中 /TIA/ 血栓栓塞 | 2 |
| 血管性疾病 | 1 |
| 65 ～ 74 岁 | 1 |
| 女性 | 1 |

表 10-2　房颤患者出血危险评估

| HAS-BLED 评分 | |
| --- | --- |
| 危险因素 | 评分 |
| 高血压（> 160/90mmHg） | 1 |
| 异常的肾功能和肝功能（各计 1 分） | 1 或 2 |
| 卒中 | 1 |
| 出血 | 1 |
| INR 波动大 | 1 |
| > 65 岁 | 1 |
| 药物或嗜酒（各计 1 分） | 1 或 2 |

2. 新型口服抗凝剂：直接凝血酶抑制剂达比加群酯和 Xa 因子抑制剂利伐沙班已在我国广泛应用，优先推荐用于需抗凝治疗的非瓣膜病 AF 患者。由于达比加群酯和利伐沙班的代谢受肾功能影响，不推荐用于肌酐清除率 < 30ml/min 的患者。

3. 抗血小板药物：尽管不能替代抗凝药物疗效，但对于拒绝接受抗凝治疗的 AF 患者，可以考虑给予抗血小板药物。研究表明，抗血小板药物能够减少 10% ～ 20% 的 AF 血栓事件。

### ★ 器械治疗

近年，在左心耳内植入封堵器（图 10-5）预防 AF 患者心耳内血栓形成已在临床应用，并取得与抗凝药物相似的治疗效果。目前推荐用于无法服用抗凝药物或出血高危的 AF 患者。

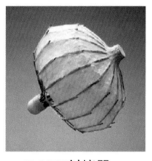 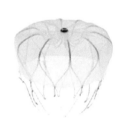 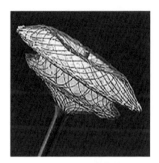

PLAATO封堵器      WATCHMAN封堵器      AMPLATZER封堵器

图 10-5　左心耳封堵器

## 合并疾病的治疗

多数 AF 患者合并其他心血管疾病和代谢性疾病，常见的有高血压、冠心病、糖尿病等。临床研究表明，上述疾病可以通过不同机制促进 AF 的发生或持续，需要进行有效的治疗。另外，一些 AF 患者伴有窦房结或房室结病变，导致 AF 伴有缓慢的心室率或 AF 终止时伴发＞5 秒的心脏停跳，导致患者出现黑矇、晕厥、头晕症状时需起搏器植入治疗。

## 参考文献

January C T，Wann L S，Calkins H，et al. 2019 AHA/ACC/HRS Focused Update of the 2014 AHA/ACC/HRS Guideline for the Management of Patients With Atrial Fibrillation：A Report of the American College of Cardiology/American Heart Association Task Force on Clinical Practice Guidelines and the Heart Rhythm society. J Am Coll Cardiol，2019. [Epub ahead of print]

呵护♥健康

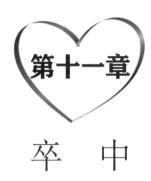

# 第十一章

# 卒　中

卒中俗称为"中风"，是指突然发病、迅速出现局限性或弥散性脑功能缺损的脑血管疾病，分为缺血性卒中与出血性卒中。我国居民卒中患病率为1114.8/10万人，发病率为246.8/10万人年，死亡率为114.8/10万人年。

## 第一节　　缺血性卒中

缺血性卒中通常称为脑梗死，是指由于各种原因所致脑部血液供应障碍，导致局部脑组织缺血、缺氧，而出现相应神经功能缺损的临床综合征。缺血性卒中是最常见的卒中类型，约占全部卒中的 70% ～ 80%。

## 缺血性卒中是怎么发生的？

缺血性卒中通常依据病因分为三种：脑血栓形成、脑栓塞和血流动力学机制所致缺血性卒中。

1.脑血栓形成，俗称"脑血栓"，是缺血性卒中最常见的类型，通常指颅内血管病变，导致血管的管腔狭窄或闭塞，进而发生血栓形成，导致脑局部区域供血中断，发生脑组织缺血、缺氧，出现相应的神经系统症状与体征。

2.脑栓塞多见于有基础心脏病（房颤、瓣膜病等）等栓塞风险高的人群，是由于血液中的各种栓子（如心脏内的附壁血栓、动脉粥样硬化的斑块、脂肪、肿瘤细胞、纤维软骨或空气等）随血流进入脑动脉而阻塞血管，引起该动脉供血区脑组织缺血性坏死，出现局灶性神经功能缺损。

3.血流动力学机制所致缺血性卒中多见于严重低血压、血压剧烈波动的患者。

# 缺血性卒中有哪些表现？

缺血性卒中的临床症状取决于发生病变的脑组织的部位与严重程度。通常是急性起病的。脑血栓形成者多在静息状态下起病，常常为睡醒觉后发现异常；脑栓塞者可以是活动状态下起病。

根据病变的部位，有些可表现为一侧肢体的活动不利（半身不遂）、口角歪斜、言语不利、饮食呛咳等，有些可表现为单侧的感觉障碍、视力障碍等，有些可表现为眩晕。

有些类似精神症状，如性格改变、认知改变（不认识人或事物）、胡言乱语等（图11-1）。其中脑干病变最为严重，可迅速出现昏迷，累及呼吸及循环中枢而导致患者死亡。

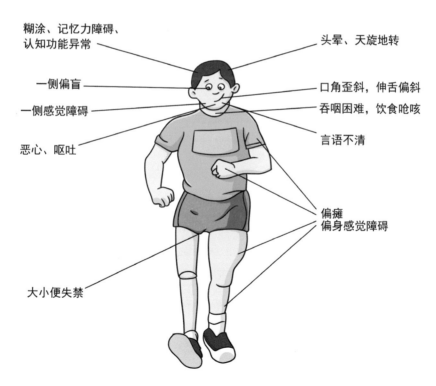

图 11-1 卒中的临床表现

**如何区分口角歪斜是脑血管病引起的还是周围神经病变引起的?**

主要区分为看额纹,如果双侧额纹是对称的,则考虑为脑血管病引起的;如果一侧额纹消失,则支持周围神经病变引起的(图11-2)。

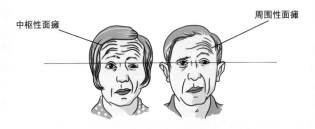

**图 11-2 中枢性面瘫与周围性面瘫的鉴别**

注:中枢性面瘫(脑血管所致)与周围性面瘫(周围神经病变所致)横线以下部位相同,区分看横线以上部位,额纹对称为中枢性面瘫,病变侧额纹消失为周围性面瘫。

# 缺血性卒中怎样确诊?

缺血性卒中的诊断主要结合患者的临床表现,如有危险因素的人群出现上述一个或多个症状,就要考虑缺血性卒中,确诊则需要依靠影像学检查。需要注意的是多数缺血性卒中病例发病后 24 小时内 CT 可以不显影(不显示梗死病灶),因此,早期出现卒中的临床表现,CT 检查未发现脑出血,应考虑缺血性卒中,24 小时后再复查脑 CT。头颅核磁共振(MRI)可早期发现大面积缺血性卒中,但限于检查的繁琐程度、医院设备的限制及费用的影响,往往不作为早期诊断的手段。其他的如血管造影、CT 血管成像(CTA)、核磁血管成像(MRA)可发现血管狭窄和闭塞的部位,为进一步的治疗及评估预后做准备。

# 得了缺血性卒中怎么治?

缺血性卒中的治疗提倡超早期、个体化、整体化的治疗。急性期要力争尽早开始治疗,越晚开始治疗预后越差。因此,一旦发现起病应立即就医,最好在起病 6 小时内开始治疗，部分患者有可能争取到溶栓的机会。除抗栓、改善循环的药物治疗外，争取尽早由康复科介入，有肢体、言语、吞咽等功能障碍者，及早开始康复训练，争取早日恢复功能。卧床的患者要注意护理，给患者喂食要避免呛咳，要多翻身、活动肢体，防止肺部感染、褥疮、静脉血栓等并发症的发生（图 11-3）。需要注意的是，卒中所引起的残疾康复过程是漫长的，陪护人员要有足够的耐心，还要鼓励患者建立信心、持之以恒地进行康复训练，一旦放弃康复，关节、肌肉就会发生失用性变化，甚至出现畸形，此时再要恢复功能几乎不可能。

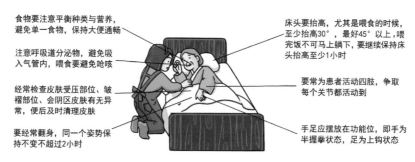

食物要注意平衡种类与营养，避免单一食物，保持大便通畅

注意呼吸道分泌物，避免吸入气管内，喂食要避免呛咳

经常检查皮肤受压部位、皱褶部位、会阴区皮肤有无异常，便后及时清理皮肤

要经常翻身，同一个姿势保持不变不超过2小时

床头要抬高，尤其是喂食的时候，至少抬高30°，最好45°以上，喂完饭不可马上躺下，要继续保持床头抬高至少1小时

要常为患者活动四肢，争取每个关节都活动到

手足应摆放在功能位，即手为半握拳状态，足为上钩状态

图 11-3　脑血管病后卧床患者的护理要点

## 第二节　出血性卒中

出血性卒中包括脑出血和蛛网膜下腔出血，其中脑出血更常见，在卒中各型中发病率仅次于缺血性卒中。在西方国家中，脑出血约占所有卒中的 15%，我国的比例更高，为 18.8% ～ 47.6%。脑出血 3 个月内的死亡率在我国占急性脑血管病的 30% 左右，急性期病死率是急性脑血管病中最高的。

# 脑出血

### 脑出血有什么表现？

脑出血（俗称脑溢血）最常见的病因是高血压。常发生在 50 岁以上人群，男性略多见，冬春季节发病较多，多有高血压病史，无外伤性脑出血证据。通常在活动和情绪激动时发生，突然出现局灶性神经功能缺损症状，常伴有头痛、呕吐，可伴有血压增高、意识障碍等。依出血部位及出血量不同而临床表现各异。

## 怎样诊断脑出血？

诊断要依据临床表现和影像学检查，首选头颅 CT 扫描，可准确、清楚地显示脑出血的部位、出血量、占位效应、是否破入脑室或蛛网膜下腔及周围脑组织受损的情况。脑出血 CT 扫描示血肿灶为高密度影（在 CT 片上是亮色的），边界清楚；在血肿被吸收后显示为低密度影。

## 脑出血怎么治？

脑出血的治疗早期主要为卧床休息，避免情绪激动及血压升高，注意预防并发症。出血量大、病情重时需手术清除血肿以挽救患者生命。急性期过后也要康复科介入，需要注意康复治疗时运动不能过于剧烈，避免再发脑出血。

### 小贴士

**缺血性卒中与脑出血有什么不同？**

最主要是病因不同：缺血性卒中是血管病变导致脑组织缺血坏死，也就是该有血液供应的地方缺血了，脑出血是血管内的血失去控制跑到脑组织中，压迫脑组织，也就是不该有血的地方有血了。因此治疗上是不同的，一个要溶栓，一个要防止出血。临床上都可以表现为某些神经系统功能的缺失，因此，除临床发病情况的鉴别外，主要依靠影像学检查，早期主要依靠头颅 CT，片子上有明显不同（图 11-4）。

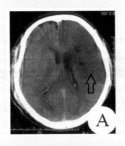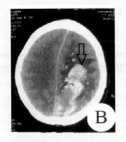

A：脑梗死，CT 显示颜色比正常组织黑　　B：脑出血，CT 显示颜色比正常组织白

**图 11-4　缺血性卒中和脑出血的头颅 CT 片**

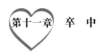

## 蛛网膜下腔出血

出血性卒中的另一种类型为原发性蛛网膜下腔出血，是指多种病因所致脑表面血管破裂后，血液流入蛛网膜下腔（软脑膜和硬脑膜之间的一层薄膜，称为蛛网膜，其间隙为蛛网膜下腔，平时有脑脊液流动）。蛛网膜下腔出血多在情绪激动或用力等情况下急骤发病。突发剧烈头痛，持续不能缓解或进行性加重；多伴有恶心、呕吐；可有短暂的意识障碍及烦躁、胡言乱语等精神症状。CT 显示蛛网膜下腔内高密度影可以确诊。治疗上主要绝对卧床 4～6 周，镇静、镇痛，避免用力和情绪刺激，治疗并发症，必要时考虑手术。

### 小贴士

**卒中患者什么时候开始康复治疗？**

卒中后尽早行康复治疗有利于功能的恢复，卒中类型不同开始进行康复的时间不同。缺血性卒中患者症状稳定 48 小时以上、脑出血经内科治疗患者症状稳定 1 周以上或影像学检查血肿趋于吸收、脑出血经外科治疗患者症状稳定 2 周以上或影像学检查血肿趋于吸收就应开始康复治疗。蛛网膜下腔出血患者则必须经病因学处理之后、生命体征稳定、症状体征不再进展后开始康复治疗。

## 第三节　卒中的预防

卒中发病率高、致残率高、死亡率高、复发率高、并发症多，因此重在预防。保持健康的生活方式、控制危险因素、避免诱发因素、及时识别早期症状、尽早诊治，一旦患病需预防并发症、减少残疾的发生。

## 什么情况下容易发生卒中？

卒中为脑血管病的一种，最主要原因为动脉粥样硬化，危险因素与其他动脉粥样硬化性疾病相同，与年龄、性别、伴随疾病（高血压、糖尿病、高脂血症等）及不良的生活方式有关，如高盐、高脂、高热量饮食、缺乏运动、吸烟、大量饮酒等不良嗜好、作息不规律等。因此，预防卒中要做到健康的生活方式。

# 怎样的生活方式可预防卒中？

## 饮食

食物种类多样、营养均衡，谷物、蛋白、油脂三大营养素的配比要合理，谷类要粗细搭配，避免进食动物油脂（鱼油除外），尽量不吃油炸、膨化食品，多进食新鲜蔬菜，含糖水果要适量，三餐分配合理，避免晚餐过饱、过于油腻。有高血压者要控制食盐的摄入量。

## 戒烟、限酒

吸烟者及早戒烟，饮酒者要限制酒精的摄入量，以每日酒精摄入量男性不超过 25g、女性不超过 15g 为宜，即成年男性，如果喝 50° 的白酒，则每日最好不超过 50 g。

## 适度有氧运动

根据自己的爱好及身体状况，选择适合自己的有氧运动，如慢跑、散步、太极拳、游泳、跳舞等。建议每周运动至少 5 天，每天至少 30 分钟。运动时要注意保护自己，避免关节损伤，避免外伤，避免竞技性体育运动。

## 生活规律、按时作息

养成规律的生活习惯，按时作息，避免熬夜。

## 适度减轻体重

肥胖或超重者应通过采取控制饮食、运动等合理的方式减重，避免以极端的方式在短期内迅速减重。

## 避免过度紧张、焦虑等负面情绪

提倡参加社交活动，减少独处，保持乐观心态，遇事要同人沟通，避免生闷气，不要让负面情绪过多影响生活，必要时可求助心理医师，舒缓心理压力。

### 卒中有哪些危害?

卒中是最常见的脑血管疾病，也是常见的致死致残的病因。根据世界卫生组织（WHO）2015年的统计数据，卒中位列全世界死亡原因的第二位。在我国，卒中占全部死亡原因的第三位。约1/3卒中患者于1年内死亡，另有1/3患者永久致残，其治疗费用及其他间接经济损失给社会及家庭都带来了沉重的负担。

## 卒中有哪些危险因素?

卒中的危险因素包括年龄、性别、高血压、血脂异常、糖耐量异常等，房颤或血栓栓塞风险的疾病为脑栓塞的高危因素。除年龄与性别为不可控因素外，其他可控因素应尽早就诊、合理治疗，努力控制至合理水平，避免血压、血糖等大幅波动，老年人尤需注意避免血压、血糖过低。

## 怎样避免诱发卒中?

卒中的诱发因素有：情绪不佳（指生气、激动、焦虑、悲伤、恐惧、惊吓等）；饮食不节制（暴饮暴食、酗酒成瘾）；超量运动、大量出汗；气候变化；用力排便；服药不当（降压药服用不当，导致血压不降或降得过低）；突然改变体位。这些诱因都与血压的波动和动脉硬化有关。生活中需注意避免这些因素。

## 怎样早期发现卒中?

早期卒中的常见症状，可以用"笑一笑、动一动、说一说、看一看、转一转"来判断，注意这些表现均为"突然"发生。

➤ 笑一笑：一侧面部麻木，口角歪斜、流口水。

➤ 动一动：上、下肢突然感到麻木、无力，手持物掉落。

➢ 说一说：突然说话困难，或听不懂别人讲话。

➢ 看一看：一过性视力障碍、黑矇，视物模糊。

➢ 转一转：突然眩晕，站立不能。

其他还有如：突发性地对近事遗忘；出现难以忍受的头痛，症状逐渐加重或呈持续性，伴有恶心、呕吐等。要能及早识别这些信号，及早诊治。

# 发生卒中后怎么办？

对于已经发生卒中的，千万不要灰心丧气，只要及早治疗、及早康复、坚持康复，有相当一部分人是可以恢复到生活自理或半自理能力的。

疾病早期，要注意预防急性并发症，如肺炎，要避免饮食呛咳，应翻身拍背排痰。预防静脉血栓形成，要加强被动活动肢体，避免肢体长时间保持一个姿势不动。预防褥疮，要经常翻身、变换体位。

急性期过后，主要是坚持康复治疗，包括肢体功能训练、言语功能训练、吞咽功能训练等，可以在医院有康复师指导下做，也可以请康复医师开康复处方回社区或家庭治疗。

## 小贴士

### 如何快速识别卒中？

*2007 年美国人推出了卒中识别的"FAST"原则（图 11-5）。F(face)：脸，无法微笑，嘴巴或眼睛下垂；A(arm)：手臂，无法顺利举手；S(speech)：说话，无法流利对答或话语不清；T(time)：时间，一旦发现身边人出现上述 3 条中的任意一条或多条，应立即拨打 120。*

FAST评估法

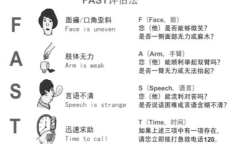

图 11-5　快速识别卒中的 FAST 评估法

**小贴士**

2016 年，复旦大学附属闵行医院赵静教授等人遵循中国人特点，提出了既可方便记忆，又能迅速识别卒中患者的"120"三步法。其中"1"代表"1看脸是否对称"，"2"代表"2查是否存在一侧手臂无力"，"0"代表"聆（0）听讲话是否清晰"。

**小贴士**

### 如何预防卒中再发

卒中后的患者再发卒中的风险增加，需要对卒中的危险因素进行预防。对于脑出血的预防主要为控制血压，防止情绪激动等诱发血压升高的因素，有脑动脉瘤等基础病的必要时需要手术治疗。缺血性卒中者除了改善高危的生活方式外，对于有高血压、糖尿病、高脂血症等危险因素的，需要进行相应的治疗，将血压、血糖、血脂控制在合理的范围内，并需要应用抗血小板药进行抗栓治疗。特别要注意的是随着人口老龄化的进展，房颤的患者越来越多，合并房颤的患者反复脑栓塞的概率率明显增加。因此，房颤患者在专家的指导下应用抗凝药治疗是很重要的，必要时可以进行手术治疗预防血栓。

## 参考文献

Catharina J M，Maurizio P，Eivind B，et al. Antithrombotic treatment for secondary prevention of stroke and other thromboembolic events in patients with stroke or transient ischemic attack and non-valvular atrial fibrillation：a European stroke Organisation guideline. Eur stroke J，2019. [Epub ahead of print]

呵护❤️健康

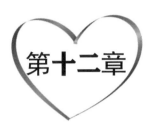

# 第十二章

# 深静脉血栓

深静脉血栓形成是身体深部静脉内血栓形成的一种状态。主要累及大腿和小腿大静脉。凝血块堵塞血流造成疼痛和肿胀。当血栓脱落并沿血流移动时造成血栓栓塞。血栓栓塞可发生在脑、肺、心脏或者其他部位，导致严重的损害，老人多见。研究显示，如无预防措施，大型骨科术后 DVT 的发生率为 40% ～ 80%，尽管使用药物预防，腹部血管外科手术后下肢 DVT 的发生率可达 12%。

# 深静脉血栓的疾病知识

### 哪些原因导致深静脉血栓形成?

经典的 Virchow 理论认为：血流缓慢、血管壁损伤和凝血功能异常是引起深静脉血栓形成的 3 个主要因素。深静脉血栓示意图见图 12-1。

1. 静脉血流缓慢：是诱发下肢深静脉形成最常见的原因。多见于长时间卧床，心脑血管疾病、手术后或外伤患者。

2. 血管壁损伤：常见的原因包括①静脉内注射刺激性溶液和高渗溶液导致静脉炎和深静脉血栓形成；②静脉局部挫伤、撕裂伤或骨折碎片创伤均可导致静脉血栓形成。

3. 血液高凝状态：各种大型手术是引起血液高凝状态的最常见原因。烧伤或严重脱水使血液浓缩，

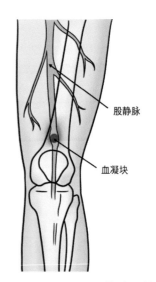

股静脉

血凝块

**图 12-1　深静脉血栓**

也可导致高凝状态。癌细胞破坏组织同时常释放许多物质，如黏蛋白和凝血酶，激活凝血因子而容易形成血栓。口服避孕药、应用止血药物、糖皮质激素、他莫昔芬等或脱水剂均可造成高凝状态。

### 深静脉血栓的病理改变有哪些?

静脉血栓形成所引起的病理生理改变主要是静脉回流障碍，其程度取决于受累血管的部位以及血栓形成的范围。静脉血栓形成后，在血栓的远端出现静脉压力升高从而引起一系列病理变化。小静脉甚至毛细静脉处于明显的淤血状态，缺氧导致血管内皮细胞的渗透性增加，血管内液体成分渗出到组织间隙，造成肢体肿胀。

血栓可沿静脉血流向近心端蔓延，也可以逆行延伸。血栓的碎块可以脱落，随血流经右心，栓塞肺动脉，引起急性肺栓塞，严重者可导致猝死。

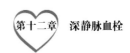

## 深静脉血栓分为哪几型?

1. 中央型:髂—股静脉血栓。起病急,下肢明显肿胀。髂窝、股三角区疼痛、压痛。浅静脉扩张(可在发病 1～2 周后出现)、患肢皮温与体温升高(一般 < 39℃)。由于左侧髂总静脉被右髂总动脉跨越而受压,左侧静脉回路迂曲较长,因此左侧发病多于右侧(2～3 倍)。

2. 周围型:位于腘静脉以下,是术后深静脉血栓最易发生的部位,可有小栓子脱落而临床不易发现,症状轻,容易漏诊。小腿深静脉血栓:小腿痛、深压痛,行走时疼痛加剧。

3. 混合型:发病急骤,与中央型不易鉴别。全下肢深静脉血栓形成,明显肿胀,疼痛,股三角、腘窝、小腿肌压痛,常伴有体温升高、脉速(股白肿),继续发展可导致肢体极度肿胀、压迫动脉(胫后动脉、足背动脉波动消失),进而小腿、足背水肿、皮温降低,青紫(股青肿),甚至形成靴形溃疡,静脉型坏疽。

# 深静脉血栓有哪些症状?

## 症状

1. 患肢肿胀:下肢肿胀为最常见的症状,急性期患肢张力高,呈非凹陷性水肿。皮肤颜色泛红,皮温较健侧高。

2. 疼痛、压痛、发热:疼痛的原因主要有两方面:局部炎症和静脉回流受阻。压痛主要源于静脉血栓所致炎症。急性期因为局部炎症反应和血栓吸收可出现低热。

3. 浅静脉曲张:属于代偿反应。当主干静脉堵塞后,下肢静脉血通过浅静脉回流,浅静脉代偿性扩张。

4. 股青肿:下肢静脉血栓中最严重的一种情况,当静脉系统回流严重受阻时,组织张力极度增高,致使下肢动脉痉挛,肢体缺血甚至坏死。表现为剧烈疼痛,患肢皮肤发亮,伴有水疱或血疱,皮肤颜色呈青紫色,皮温冷,足背动脉、胫后动脉不能扪及搏动。

**临床分期**

★ **急性期：发病后 14 天内**

①发病急骤，患肢胀痛或剧痛，股三角区或小腿有明显压痛；②患肢广泛性肿胀；③患肢皮肤呈暗红色，温度升高；④患肢广泛性浅静脉怒张；⑤超声：静脉增粗，腔内充满低实性回声，无血流信号。⑥静脉造影：静脉充盈缺损，全下肢（或节段）深静脉阻塞；⑦急性期血浆 D- 二聚体高于正常，血白细胞总数升高，血沉增快；⑧并发肺栓塞时可出现胸痛、呼吸困难、咳嗽、咯血、心慌、休克等。

★ **迁延期：发病后 14 天～ 3 个月**

①患肢肿胀、胀痛及酸胀沉着；②浅静脉怒张或曲张；③足靴区皮肤呈暗褐色；④超声：血栓回声增强，呈强、低实性回声，阻塞的管腔内出血点状血流或血流柱；⑤静脉造影：静脉充盈缺损，全下肢（或节段）深静脉阻塞或狭窄。

★ **后遗症期：发病 3 个月后**

①下肢浅静脉怒张或曲张；②活动后肢体呈指凹性水肿、胀痛；③出现营养障碍改变：皮肤色素沉着，淤血性皮炎；④小腿溃疡；⑤超声：血栓强回声和低回声混杂，有间断血流信号，瓣膜功能不全，管腔明显增粗，竹节状消失，血流反流。⑥静脉造影：静脉充盈缺损，全下肢（或节段）深静脉阻塞或狭窄；⑦静脉造影：静脉充盈缺损，全下肢（或节段）深静脉阻塞或狭窄；⑧静脉再通，呈扩张状，管壁毛糙，管腔不规则狭窄，瓣膜阴影消失；⑨侧支循环形成，呈扩张扭曲状。


# 深静脉血栓诊断和治疗

## 如何诊断深静脉血栓？

深静脉血栓的诊断主要依据突发性单侧下肢肿胀，结合长期卧床、慢性病等病史、临床表现和体征可初步进行判断，通过进一步检查确认。

★ **确诊深静脉血栓有哪些检查？**

1. 彩色多普勒超声：可显示出下肢深静脉血栓及其部位，操作简单、无创

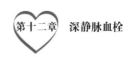

伤性。

2. 下肢静脉造影：为诊断"金标准"。下列征象提示深静脉血栓形成：①闭塞或中断；②充盈缺损；③再通；④侧支循环形成。后两种为中期、后期特点。

3. 放射性核素检查：为一种无创检查方法，通过测定肺通气 / 血流比值，筛选有无肺栓塞，也适合小腿静脉丛静脉血栓的检测。

4. 血液检查：D– 二聚体浓度测定。D– 二聚体是纤维蛋白复合物溶解时产生的降解产物。下肢静脉血栓形成同时纤溶系统也被激活，血液中 D– 二聚体浓度上升。

### ★ 诊断流程

Wells 等根据病史和体征建立的临床 DVT 危险性评估模型，分为高危、中危和低危；DVT 可按 Wells 评分（表 12–1）和超声检查的程序进行诊断（图 12–2）。简化方法可利用 D– 二聚体和超声进行诊断（图 12–3）。

表 12–1 深静脉血栓形成可能性判断（Wells 评分）

| 项目 | 得分 |
| --- | --- |
| 进展期癌症（治疗期、6 个月内或者缓解期） | 1 |
| 下肢制动（瘫痪、局部麻痹或近期石膏固定） | 1 |
| 最近制动＞ 3 天或者 3 个月内大手术，需要局部或者全身麻醉 | 1 |
| 沿深静脉分布出现局限性压痛 | 1 |
| 整个肢体肿胀 | 1 |
| 腿肿胀：测量两侧胫骨粗隆以下 10cm 的小腿周长，如相差＞ 3cm | 1 |
| 指凹性水肿局限于有症状的肢体 | 1 |
| 侧支循环浅静脉扩张（非静脉曲张） | 1 |
| 其他对等的或者比 DVT 更可能的诊断 | –2 |

注：3 分 = 高危，1 ~ 2 分 = 中危，0= 低危；如果评分≥ 2 分，诊断可能性大，绝对风险＜ 50%。

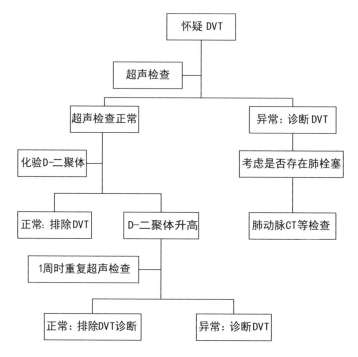

图 12-2　Wells 评分和超声检查的程序诊断流程

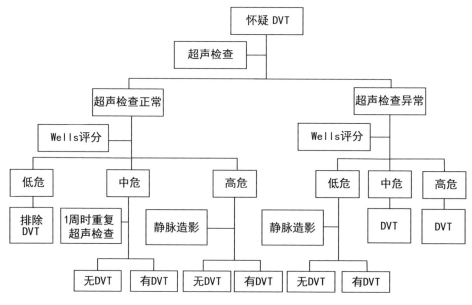

图 12-3　D-二聚体和超声诊断流程

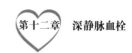

已发现 DVT 或者正在进行标准抗凝治疗的患者，无需特意检查是否存在肺栓塞，但是如果有提示肺栓塞的临床症状或者体征、存在相关心肺疾病时（包括低血压、晕厥、右心衰竭或者严重低氧血症），应该考虑完善肺栓塞的检查。最常使用的诊断肺栓塞的检查是肺动脉 CT 血管造影或者通气/灌注肺扫描等。

## 如何治疗深静脉血栓

早期及时治疗的目的主要在于预防肺栓塞，减轻并发症，降低致残率和死亡率。

### ★ 急性期治疗

1. 药物治疗

（1）抗凝治疗

➤ 普通肝素：通常首先静脉负荷，之后静脉泵入，根据 APTT 调整剂量，使其延长至正常对照值的 1.5 ～ 2.5 倍。可引起血小板减少症，使用时应注意监测。由于治疗调整方法较繁琐，已很少采用。

➤ 低分子肝素：皮下注射，使用方便。一般情况下无需监测凝血指标。对于出血风险高、严重肾功能不全者应减量。

➤ 选择性 Xa 因子抑制剂（磺达肝癸钠）：体重＜ 50kg 者慎用；中度肾功能不全患者（肌酐清除率＜ 30 ～ 50ml/min）应减量 50% 使用；严重肾功能不全患者（肌酐清除率＜ 30ml/min）禁用。

➤ 华法林：通过抑制凝血因子 Ⅱ、Ⅶ、Ⅸ、Ⅹ 合成等环节发挥抗凝作用。起始剂量 3mg/d，连续服药 3 ～ 5 天后起效。使国际标准化比值（INR）维持在 2.0 ～ 3.0，老年人或出血高危人群 INR 可维持在 2.0 ～ 2.5。服用华法林时应根据 INR 值调整剂量，初期调整剂量时根据需要进行监测，INR 稳定后可每 4 周检测一次。如治疗过程中加用了可能影响华法林作用的食物或药物时应增加检测频率及时调整剂量。发生出血事件时应立即停药并到医院就诊，需经医师确定进一步治疗方案。

➤ 新型口服抗凝药：口服吸收快，受食物影响少。与华法林相比，发生颅内出血的风险显著降低，但胃肠道出血并不少见。通常不需常规监测抗凝药物疗效。目前国内常用：

①直接凝血酶抑制剂（达比加群酯）：口服后约2小时血清浓度达到峰值，起效快，无需INR监测，药物相互作用发生率低。对于肾功能不全、高出血风险者应减量，肌酐清除率<30ml/min患者慎用。可通过APTT、TT、dTT评估疗效，谷值APTT超过正常范围2倍时出血风险增加。国外已将特异逆转剂依达赛珠单抗（Praxbind）用于严重出血患者，国内尚未获批。

②Xa因子抑制剂（利伐沙班、阿哌沙班）：口服3～4小时浓度达峰值。无需监测。肌酐清除率<30ml/min患者应慎用。

（2）静脉溶栓治疗

常用尿激酶、rTPA，对急性期血栓疗效明确，由于血栓脱落、出血等不良反应临床使用受限。

2. 手术治疗：通常不作为常规治疗方法，常用导管取栓术。

3. 下腔静脉滤器：分为临时性和永久性下腔静脉滤器。下列情况可考虑置入临时性下腔静脉滤器：髂、股静脉或下腔静脉内有大块漂浮血栓；急性DVT拟行导管溶栓或手术取栓等血栓清除术；具有肺栓塞高危因素且患肢行腹部、盆腔或下肢手术。永久性下腔静脉滤器主要用于反复发生肺栓塞，不能进行抗凝药物治疗的患者。

**★ 慢性期治疗**

去除诱因后，可采用穿弹力袜、间歇性腿部充气压迫预防，是否使用抗凝治疗药物应由医师充分权衡长期获益及风险后决定。

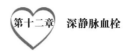

## 小贴士

**如何预防深静脉血栓？**

1. 尽量避免长期卧床或长时间下肢制动；

2. 静脉瓣功能障碍的老年人可穿戴弹力袜；

3. 术后患者鼓励患肢足趾主动活动，可应用腿部充气压迫装置使肌肉被动运动，尽早下床活动；

4. 预防性使用抗凝药物。

## 参考文献

Mazzolai L，Aboyans V，Ageno W. Diagnosis and management of acute deep vein thrombosis： a joint consensus document from the european society of cardiology working groups of aorta and peripheral circulation and pulmonary circulation and right ventricular function. Eur Heart J，2018，39（47）：4208-4218.

呵护❤健康

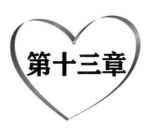

# 第十三章

# 肺栓塞

肺栓塞是常见的心血管系统疾病，由体内或体外栓子阻塞肺动脉或其分支引起肺循环和心功能异常的临床综合征。特指来自静脉系统或右心的血栓阻塞肺动脉或其分支导致的肺循环和呼吸功能障碍。大面积肺栓塞可引起肺缺血、缺氧和心排血量下降，导致循环衰竭甚至猝死。约 1/3 患者为突发致命性肺栓塞，误诊、漏诊高，其中死前未能确诊的占半数以上。因此，提高对肺栓塞的全面认识并选择科学防治手段意义重大。

# 肺栓塞的疾病知识

### 肺栓塞是如何发生的?

双下肢和骨盆的深静脉血栓是导致肺栓塞的常见原因,血流缓慢、高凝状态和血管内皮损伤是血栓形成的促进因素。血栓导致肺动脉管腔阻塞,血流减少或中断,引起不同程度的血流动力学和气体交换障碍。

### 哪些人容易患肺栓塞?

常见的易患因素包括:深静脉血栓形成、创伤、手术、下肢骨折、关节置换、脊髓损伤、肿瘤、自身免疫性疾病、炎症性肠病、感染、口服避孕药、激素替代治疗、慢性心功能不全或呼吸衰竭、静脉置管、长时间卧床、久坐不动(如长时间乘车或飞机旅行)、静脉曲张等。肺栓塞的发生风险与年龄增加相关,40岁以上人群,每增龄10岁肺栓塞发生率增加约1倍。因此,老年人比年轻人更容易发生肺栓塞。

## 哪些症状提示可能患了肺栓塞?

肺栓塞的临床症状多样,缺乏特异症状。患者症状的严重程度差别大,轻者可无症状,重者因肺血管阻力突然增加,肺动脉压升高,压力超负荷导致右心室衰竭,也可表现为低血压,严重者发生猝死。

常见的临床症状如下:

1.呼吸困难及气促:是最常见的症状,尤以活动后更明显。

2.胸痛:发作可无规律,持续时间可长可短,部分患者呼吸时疼痛加重,可为尖锐性疼痛或闷痛。

3.晕厥:可为肺栓塞的首发症状,部分患者表现为烦躁不安、惊恐甚至濒死感。

4.此外,可表现为少量咯血、咳嗽、心悸、发热、乏力、发绀、呼吸急促等。

如同时伴随下肢肿胀,双下肢粗细不一样时应及时就诊,排除肺栓塞的可能。

# 诊断与治疗

## 肺栓塞常用的诊断方法

1. 动脉血气分析：可表现为低氧血症、低碳酸血症、肺泡—动脉血氧梯度增大及呼吸性碱中毒，部分患者的结果可以正常。

2. 血浆 D- 二聚体（D-dimer）：是诊断肺栓塞的敏感指标，但特异性较低，需结合临床综合考虑。

3、血浆肌钙蛋白：包括肌钙蛋白 I（cTNI）及肌钙蛋白 T（cTNT），是评价心肌损伤的指标，升高提示急性肺栓塞患者预后不良。

4、BNP 和 NT-proBNP：是心肌细胞在心室扩张或压力负荷增加时合成和分泌的心源性激素，其升高水平可反映心功能不全及血流动力学异常的严重程度，也可用于评估急性肺栓塞患者预后。

5. 心电图：多表现为非特异性心电图改变，较多见 $V_1$-$V_4$ ST 段和 T 波异常，部分出现 $S_1Q_{\text{III}}T_{\text{III}}$、完全或不完全性右束支传导阻滞。

6. 超声心动图：可表现为右心室和（或）右心房扩大，室间隔左移，肺动脉干增宽、肺动脉压升高等，对肺栓塞诊断、判断预后有重要价值。

7. 胸部 X 线片：大面积急性肺栓塞患者胸片可出现肺缺血征象、右心室扩大征、楔形阴影等表现。

8. CT 肺动脉造影（CTPA）（图13-1）：是诊断肺栓塞的无创检查方法，可直接观察肺动脉血栓的形态、严重程度、累及的部位和范围，主要确诊主肺动脉及分支的血栓，但对于亚段及亚段以下小的肺动脉分支内血栓的敏感性较差。

9. 核素肺通气／灌注扫描：是

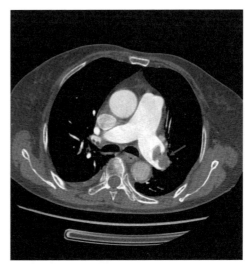

注：箭头所示肺动脉内充盈缺损（灰色团块影）提示肺栓塞。

**图 13-1 CTPA 影像学表现**

肺栓塞重要的诊断方法，敏感性、特异性均较高；但干扰因素较多，需结合临床综合分析。

10. 肺动脉造影：是诊断肺栓塞的"金标准"，但肺动脉造影是一种有创性检查，在其他检查难以确定诊断时，如无禁忌证，可行造影检查。

11. 下肢深静脉检查：所有疑诊肺栓塞的患者均应检查有无下肢深静脉血栓形成，一般采用双下肢血管超声检查。

12. 病因检查：主要包括抗凝蛋白（抗凝血酶、蛋白 C 和蛋白 S 活性）、抗磷脂综合征及易栓症相关检测等。

### 肺栓塞的有效治疗措施

应根据病情严重程度进行危险分层，然后制定相应的治疗策略。

1. 对于急性肺栓塞高危患者（合并休克或持续性低血压、右心功能不全），应尽快行溶栓治疗。由于溶栓治疗出血风险高，部分患者发生脑出血和消化道大出血可危及生命，应充分评估获益 / 风险，严格掌握溶栓适应证，在溶栓过程中需严密监测。溶栓禁忌或溶栓失败的高危患者，需行介入手术导管取栓或外科血栓清除术。

2. 对于中危或低危急性肺栓塞患者（不伴休克或持续性低血压）建议抗凝治疗，如出现血流动力学异常应进行补救性溶栓或血管再通治疗。

3. 对于有使用抗凝药物绝对禁忌证或经严格抗凝治疗后反复发作的急性肺栓塞患者可考虑静脉滤器置入。

# 如何选择治疗肺栓塞的抗凝药物？

常用的治疗肺栓塞的抗凝药物包括：经静脉或皮下给药的抗凝治疗和口服抗凝药。

### 经静脉或皮下给药的抗凝药

普通肝素、低分子肝素、磺达肝癸钠、阿加曲班、比伐卢定。

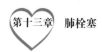

## 口服抗凝药

### ★ 传统口服抗凝药：华法林

华法林是最常用的抗凝药，但起效慢、个体差异大，用药安全范围小，药物吸收代谢受多种因素影响，疗效易受药物和食物影响，需定期监测 INR 判断抗凝疗效并调整用药。一般 INR 控制在 2～3。华法林过量可用维生素 K 拮抗。

### ★ 新型口服抗凝药：达比加群、利伐沙班、阿哌沙班等

新型口服抗凝药起效快，疗效个体差异较小、药物吸收代谢影响因素较少，一般治疗人群不需要调整剂量，不需要常规监测凝血指标。但对于高龄、肝肾功能不全患者需合理选择治疗剂量，警惕出血。目前国内尚缺乏新型口服抗凝药特异性拮抗剂，患者一旦发生出血事件，应立即停药，尽快就诊。

如确诊肺栓塞应尽早给予抗凝治疗，需结合患者个体情况综合考虑如何合理选择抗凝药治疗方案。

# 如何预防肺栓塞？

首先应积极寻找并去除病因，正常人防止长时间肢体不活动，乘飞机、火车时注意活动下肢，防止外伤，避免粗暴按摩。深静脉血栓、下肢静脉炎、静脉曲张等高危人群应及时治疗，手术后患者应尽早下床活动、预防性使用抗凝药物治疗。

## 小贴士

**肺栓塞患者症状好转何时停止抗凝药物治疗？**

急性肺栓塞患者至少应坚持 3 个月口服抗凝药物治疗，患者应在临床医师指导下决定是否需要更长抗凝治疗时间，根据血栓复发和出血风险决定抗凝治疗时程。

## 参考文献

中华医学会呼吸病学分会 . 肺血栓栓塞症诊治与预防指南 . 中华医学杂志，2018，98（14）：1060–1087.

呵护 ❤ 健康

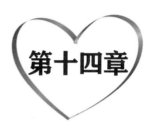

# 第十四章

# 阻塞性睡眠呼吸暂停低通气综合征

阻塞性睡眠呼吸暂停低通气综合征（OSAHS）是一种以睡眠过程中反复发生上呼吸道完全或不完全阻塞而导致频繁发生呼吸暂停或低通气为特征的睡眠呼吸障碍性疾病。流行病学调查发现，普通人群 OSAHS 的患病率为 2% ～ 5%，而 65 岁以上老人患病率高达 20% ～ 40%。OSAHS 虽然是呼吸系统疾病，但却可引起心血管、神经、内分泌等全身多个系统的损害，严重影响患者的生活质量和寿命。随着肥胖的流行及人口老龄化的加速，OSAHS 已经成为突出的公共健康问题，其心血管系统的损害也获得了越来越多的关注。

# OSAHS 是如何发生的?

发生 OSAHS 的直接原因是上呼吸道(鼻、咽、喉)的狭窄和阻塞,还有呼吸中枢神经调节因素障碍(图 14-1)。引起上气道狭窄和阻塞的原因很多,包括鼻中隔偏曲、息肉、鼻甲肥大、扁桃体肥大、软腭过长、舌体肥大、舌骨后移等。此外,肥胖、

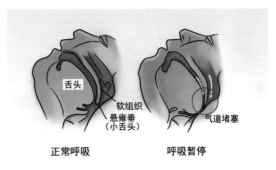

**图 14-1 阻塞性睡眠呼吸暂停的形成机制**

上呼吸道组织黏液性水肿,以及口咽或喉咽部肿瘤等也均为致病因素。与中青年相比,老年人出现咽腔骨质的退变以及脂肪沉积,同时老龄化可导致睡眠时咽壁肌肉张力减低、咽腔感觉低下,导致睡眠过程中上呼吸道更容易塌陷。

## 哪些症状提示可能患有 OSAHS?

**打鼾** 睡眠中打鼾意味着气道有部分狭窄和阻塞,是本症的特征性表现,这种打鼾和习惯性打鼾的不同是:音量大、十分响亮;鼾音不规则、时而间断,此时为呼吸暂停期。随着年龄增大。老年患者呼吸动力减小,鼾声较成年人小,有时甚至不易觉察。

**日间嗜睡** 患者表现为日间发生困倦或嗜睡感,患者可立即入睡,并且无法控制,患者工作、交谈、进食时,甚至骑自行车时也可入睡而摔倒。有的患者可能没有意识到过度嗜睡是疾病的表现,误以为是一种生活习惯。有的患者自己不能明确区分困倦和疲劳,常诉易于疲劳、工作和学习能力下降。

**睡觉好动、夜尿增多、遗尿和夜间大量出汗** 睡眠中呼吸暂停发生时患者常常惊醒,甚至突然坐起,有濒死感。在睡眠中常发生类似拍击样震颤样四肢运动或梦游症等。

**晨起头痛、口干** 因鼻咽部往往是睡眠时呼吸道塌陷闭塞的主要部位,患者

需张口呼吸避免窒息，因此会感到口干。糖尿病患者合并 OSAHS 如出现口干、尿多易被解释为糖尿病症状，而忽视了 OSAHS。

**性格及认知行为异常** 性格变化包括急躁、压抑、精神错乱、幻觉、极度敏感、敌视、好动，易发生行为失当、嫉妒、猜疑、焦虑沮丧、智力和记忆力减退以及性功能障碍等。

## OSAHS 对心脑血管系统有哪些影响？

**高血压** 至少 30% 的高血压患者合并 OSAHS，而 45%～48% 的 OSAHS 患者有高血压。OSAHS 相关高血压常失去正常昼夜节律的变化，多表现为夜间及晨起时血压高；另外就是表现为顽固性高血压，用药物不易控制，治疗 OSAHS 后多可恢复正常。

**冠心病** OSAHS 与冠心病密切相关，是冠心病发病的独立危险因素。经冠状动脉造影显示有单支或多支冠状动脉狭窄的冠心病患者，有 35% 合并 OSAHS，而约 50% 的 OSAHS 患者存在冠状动脉病变。此类患者心绞痛多在夜间发作，服用硝酸甘油类药物不能缓解，而治疗 OSAHS 后能部分缓解。

**心力衰竭** 40%～60% 的慢性充血性心力衰竭患者合并 OSAHS，而 OSAHS 患者因为呼吸暂停造成心肌缺血、缺氧和胸腔内压力改变，使心脏负荷加重，心输出量下降，可引起或加重心脏病患者的心力衰竭。

**心律失常** 重度 OSAHS 患者复杂室性异位节律、房性早搏、房颤和房室传导阻滞等多种心律失常明显高于对照组，其中复杂室性异位节律增加近 2 倍，非持续性室性心动过速增加 3 倍，房颤的相对危险度增加 4 倍。故心律失常者，应想到是否患有本症，研究表明 OSAHS 与心房结构和功能重塑有关，应用持续气道正压通气治疗 OSAHS 可以降低射频消融治疗后房颤的复发。

**卒中** 50% 以上的脑卒中患者合并有 OSAHS。本症卒中风险的相关因素包括呼吸暂停发作时血流降低（胸内负压和颅内压增高所致）、高凝状态、动脉粥样硬化和高血压，合并 OSAHS 的卒中患者的病死率更高。

**猝死** 有学者对生前曾接受过多导睡眠图监测的 112 例心源性猝死患者进行分

析，发现午夜 0 时至 6 时睡眠期间猝死者中，46% 生前患有 OSAHS。OSAHS 与夜间猝死的关系在老年人和婴幼儿中更为明显。OSAHS 患者睡眠猝死的原因可能与 OSAHS 诱发或加重心肌梗死或严重心动过缓有关。

# OSAHS 有哪些有效的治疗方法？

**病因治疗** 纠正引起 OSAHS 或使之加重的基础疾病，如应用甲状腺素治疗甲状腺功能减低等。

**一般性治疗** 对 OSAHS 患者均应进行多方面的指导，包括：①减肥、控制饮食和体重、适当运动；②戒酒、戒烟、慎用镇静催眠药物及其他可引起或加重 OSAHS 的药物；③侧卧位睡眠；④适当抬高床头；⑤避免白天过度劳累。

## 非手术治疗

### ★ 经鼻持续气道正压通气（nCPAP）

nCPAP 也就是常说的呼吸机治疗，是成人 OSAHS 患者的首选治疗方法，nCPAP 犹如一个上呼吸道的空气扩张器，可以防止吸气时软组织的被动塌陷，并刺激颏舌肌的机械感受器，使气道张力增加。可单独作为一种疗法，也可和外科手术配合使用。

### ★ 各种矫治器

睡眠时戴专用矫治器可以抬高软腭，牵引舌主动或被动向前以及下颌前移，达到扩大口咽及喉咽部，改善呼吸的目的，是治疗鼾症的主要手段或非外科治疗的重要辅助手段之一，但对重症患者无效。

### ★ 药物治疗

目前尚无疗效确切的药物。

## 手术治疗

仅适合于手术确实可解除上呼吸道阻塞的患者，需严格掌握手术适应证。常用的手术方法有以下几种：①扁桃体、腺样体切除术：这类手术仅用于青春期前有扁桃体、腺样体增生所致的儿童患者。一般术后短期有效，随着青春发育，舌、软腭肌发育后，仍然可复发。②鼻腔手术：由于鼻中隔偏曲、鼻息肉或鼻甲肥大引起鼻气道阻塞者，可行鼻中隔成形术，鼻息肉或鼻甲切除，以减轻症状。③悬雍垂、腭、咽成形术：此手术是切除悬雍垂过长的软腭后缘和松弛的咽侧壁黏膜，将咽侧壁黏膜向前拉紧缝合，以达到缓解软腭和口咽水平气道阻塞的目的，但不能解除喉咽部的气道阻塞，因此一定要严格掌握适应证。④正颌外科：包括下颌骨前徙术、颏前徙术、舌骨下肌群切断悬吊术、双颌前徙和舌骨前徙术等。

## 小贴士

### 如何诊断 OSAHS？

多导睡眠图（PSG）监测是诊断 OSAHS 的标准手段，它不仅可判断其严重程度，还可全面定量评估患者的睡眠结构，睡眠中呼吸紊乱、低血氧情况以及心电、血压的变化。PSG 检查应在睡眠呼吸实验室中进行至少 7 小时的数据监测。PSG 监测的项目包括脑电图、眼电图、颏肌电图、胫前肌电图、心电图、胸腹壁呼吸运动、膈肌功能、口鼻气流以及血氧饱和度等。

## 参考文献

1. Neilan TG，Farhad H，Dodson JA，et al. Effect of sleep apnea and continuous positive airway pressure on cardiac structure andrecurrence of atrial fibrillation. J Am Heart Assoc，2013，2（6）：e421.

2. Ifergane G，Ovanyan A，Toledano R，et al. Obstructive sleep apnea in acute stroke：a role for systemic inflammation. stroke，2016，47（5）：1207-1212.

呵护❤️健康

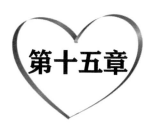

# 第十五章

# 心血管疾病相关的
# 心理疾病

健康已不再仅仅指四肢健全或没有躯体疾病，还需要有良好的精神状态。深层次的健康观还应包括人的心理、行为的正常和社会道德规范。健康的含义是多元的，受理化因素、环境因素、生物遗传因素及医疗卫生条件等多因素制约。

## 第一节　重塑健康观

## 什么才是真正的健康？

世界卫生组织关于健康的定义："健康是一种在身体上、精神上的完满状态，以及良好的适应力，而不仅仅是没有疾病和衰弱的状态"。这就是人们所指的身心健康。躯体健康是指生理的健康；心理健康是指具备健康的心理、完整的人格、稳定的情绪和有较好的自控能力，同时社会适应良好，能保持正常的人际关系和心理上的平衡。

## 出现什么样的情绪状态时该积极解决？

古人云："人有悲欢离合，月有阴晴圆缺，此事古难全。"抑郁悲伤是人之常情。在人的一生中，没有人能一帆风顺，万事如意，每个人都要承受压力和挫折，面对痛苦和困惑。当遇到突发事件或是身患躯体疾病，抑郁或是焦虑是人情感的正常反应，其特点往往是事出有因，时限较短，通过自我调适，发挥内在的心理防御机制能很快地从抑郁或焦虑状态中摆脱出来。然而，经常情绪低落，事出无因，自寻烦恼，或者事出有因，但小题大做，并且这种状态持续存在超过 1 个月以上，则提示有"病理性抑郁或焦虑"。当心血管疾病患者经过系统规范的治疗后，临床客观检查结果显示各项指标趋于正常，但患者处于抑郁或焦虑状态时，提示出现了心血管疾病和心理问题的共病，应高度警惕。

## 第二节 心血管疾病合并心理疾病的原因及临床表现

目前，心血管疾病合并心理疾病在临床常见。最新资料表明，在心内科门诊患者中心理问题发生率为15%～30%，在住院患者中的发生率进一步升高，尤其是对于因心脏急症住院的患者，共病的发生率可达60%～75%。在心理异常的患者中，初发和再发心血管事件的相对危险度明显升高，与已经明确的冠心病危险因素相当。除临床常见的典型抑郁症和焦虑症外，很多心内科患者心理疾病的相关症状并不典型，这些共病患者治疗效果较差，心血管事件的发生率明显升高。其机制可能与自主神经活性改变使血液处于高凝状态、炎性反应增强有关。同时，此类患者更容易具有不良医学行为，如依从性更差，更难戒烟和更难坚持锻炼等。因此，对于这一类患者，单纯治疗心血管疾病很难奏效，需要进行心理方面的干预。

## 导致心理疾病的常见原因

为什么有些人会抑郁或焦虑，有些人却不会？这个问题的答案也许不止一个。常见原因如下：

### 遗传因素

遗传因素跟家族病史有密切的关系。研究显示，父母其中1人得抑郁症，子女得病率为25%；若双亲都是抑郁症患者，子女患病率提高至50%～75%。

### 环境诱因

令人感到有压力的生活事件及失落感也可能诱发情感障碍，如丧偶、离婚、失业、贫困、身患重病等。

### 药物因素

对一些人而言，长期使用某些药物（如一些高血压药、治疗关节炎或帕金森病的药）会造成抑郁或焦虑症状。

### 合并疾病

罹患慢性疾病，如心脏病、卒中、糖尿病、癌症与阿尔茨海默病的患者，共患抑郁或是焦虑的概率较高。

### 性格特点

自卑、自责、悲观等，都较易患上情感障碍。

### 不良的生活习惯

包括抽烟、酗酒与滥用药物。过去，研究人员认为抑郁症患者借助酒精、尼古丁与药物来舒缓抑郁症情绪。但新的研究结果显示，使用这些东西实际上会引发抑郁症及焦虑症。

### 饮食因素

长期缺乏叶酸与维生素 $B_{12}$ 可能引起抑郁症状。研究表明，抑郁症与大脑中 5- 羟色胺的神经递质缺乏相关，就像糖尿病是由于体内一种化学物质——胰岛素出现了问题。上述因素均可降低脑内 5- 羟色胺的浓度，从而诱发情感障碍。而随着工业文明的发展，生活节奏的加快，个人越来越依赖于社会环境，而工业危机、生产竞争、失业、污染、公害及战争，所有这些给人类的心灵都带来了严重的伤害，使其产生孤独、恐惧、冷漠，甚至是持续紧张、焦虑、抑郁。

# 什么样的心血管疾病患者容易合并心理问题？

## 各项检查无异常

因躯体化症状反复就诊，来往于各个医院之间，重复检查无器质性心脏病证据，质疑检查结果不准确，或坚信自己罹患的疾病可能还未查出。

## 精神压力过大

患者有心脏病，心电图、心脏超声显示轻度异常，但精神压力很重，感觉自己患有不治之症，惶惶不可终日。

## 担心治疗效果

有创检查和手术后并发精神心理障碍，患者的心血管疾病诊断明确，经冠状动脉介入治疗或是搭桥血运重建，客观证据显示患者躯体功能恢复良好，但临床症状频繁发作，患者处于惊恐焦虑状态，或是怀疑自己的疾病没有得到妥善治疗。

## 医患沟通不足

医源性的焦虑或抑郁，由于经济方面的压力或是为避免医疗纠纷，很多医师将患者病情交代过重，临床过度检查，使患者思想负担过重，又缺乏合理的疏导，导致旧病未去，又添新病。

# 心理疾病的常见临床表现

## 情绪障碍

患者心境不良，情绪消沉，或焦虑、烦躁、坐立不安；对日常活动丧失兴趣，丧失愉快感，整日愁眉苦脸，忧心忡忡；精力减退，常常感到持续性疲乏；认为活着没有意思，严重者感到绝望无助，生不如死，度日如年，大部分患者有着结束自己生命的意念，有的曾说过："要不是因为父母、妻儿，早已了却此生"。其中也确有人付诸行动，造成了不良后果，手段也很残忍。

## 思维缓慢及自我评价降低

表现思考能力下降，患者常常感到思维变慢，脑子不好使，各方面能力都下降了，常常内疚自责，自我评价过低，明明学习工作很好，却对自己事事不满意，将自己过去的一些小错误、小毛病都说成是滔天大罪，甚至认为自己罪该万死，是导致自杀、自残的主要因素。

## 精神运动迟缓

患者精神运动明显抑制，联想困难，言语减少，语音低沉，行动缓慢。有时闭门独处，淡漠亲情，无力学习、工作，不能料理家务，严重者不语、不动、不吃、不喝。

## 其他症状

患者常常出现食欲、性欲明显减退，明显消瘦，体重减轻；失眠严重，多数入睡困难，噩梦易醒，早醒，醒后无法入睡，抑郁症常表现晨重夜轻的规律。

## 伴随症状

情绪反应不仅表现在心境上，而且总是伴有机体的某些变化，如口干、便秘、消化不良、胃肠功能减弱，或全身不定部位的疼痛，有时因躯体症状突出而掩盖了抑郁症状，造成误诊。

抑郁或是焦虑的症状因人而异，根据临床严重程度可有轻度、中度、重度不等。在我国，许多患者讳疾忌医，出现了症状而不到专科医院就诊，以致贻误了治疗，酿成苦果。因此，出现上述症状持续不能缓解的人，应立即到专科医院就诊，明确诊断及时治疗，早日康复，重归社会。

## 第三节　心血管疾病与心理疾病的关系

　　心理问题和心血管疾病之间有着密切联系，包括抑郁和焦虑状态在内的心理障碍作为心血管疾病的伴随疾病，不仅会损伤患者的生活质量，加重原有疾病的病情，还会带来自杀风险。

　　目前在心血管科，抑郁症还是处于低识别、低治疗的状态。情绪应激是导致心理障碍的常见原因。抑郁症是在不断产生的压力之下获得的一种状态，可伴随血小板功能异常、自主神经功能受损、炎性介质不断释放和内皮功能紊乱等。这些病理生理反应导致心血管疾病的发生发展，使患者在原有疾病的风险大大增加。此外，抑郁患者的行为学改变将加重心血管疾病进展。这部分患者更难坚持治疗、维持良好的生活方式，很容易因抑郁症状放弃治疗。及时的识别和治疗会帮助患者改善症状和预后，有助于患者行为改善，认知改善，更容易自我控制，使治疗方案更容易奏效。

## 心血管疾病可以导致抑郁和焦虑

　　抑郁或焦虑和心脏病有着密切的关系。心脏病可以引起抑郁或焦虑，即心血管疾病可以引起或加重抑郁。为什么心血管疾病可以导致抑郁或焦虑呢？

　　以急性心肌梗死为例。急性心肌梗死常常是突然发病，是一种死亡率很高的疾病。患者以持续胸痛、呼吸困难来到急诊，一旦诊断为急性心肌梗死，急诊大夫必然精神高度紧张，首先对患者采取一系列无创或有创的检查，如测血压、心电监护，然后向患者及家属交代病情，往往会谈到心脏破裂、猝死等字眼，交代各种可能发生的危险情况。大夫严肃认真的工作态度及紧张的工作气氛、必要的监护、各种导管的联结和亲友的紧张、焦虑甚至哭泣，无疑会使患者的心理产生巨大的阴影。而目前一些媒体对急性心肌梗死的一些不适当的宣传教育，使有的急性心肌梗死患者对该病一知半解，更加重了患者的恐惧感。而年轻的急性心肌梗死患者，平时身体健康，缺乏对疾病的警惕性。由于发病突然，病情危重，对突如其来的疾病缺乏足够的心理准备，从而情绪紧张，没有安排好家庭和工作，甚至为医疗费用而烦躁焦虑。患者随后住进心脏监护病房，可能遇到病友出现猝死、心肌梗死后诱发室颤而行电击除颤、严重心力衰竭患者痛苦呻吟等情况，使患者笼罩在随时可能死亡的巨大阴影中。上述情况无疑对患者心理上是巨大的打击，因此极易产生抑郁或焦虑，导致不同程度的心理问题。曾经有人对 100 例男性心肌梗死患者调查，发现约 1/3 患者在发病后产生短暂的抑郁反应，一年后随访，发现这 100 例中有 19 例患重度抑郁。Schleifer 等调查了 283 例因急性心肌梗死而住进心脏监护病房的患者，发病 8～10 天后，45% 符合抑郁、18% 患者符合重度抑郁的诊断。3～4 个月后复查 171 例患者，仍有 33% 患者符合轻度或中度抑郁的诊断，15% 患者确诊为重度抑郁。多数首诊为重度抑郁的患者在发病后 3 个月时仍处于抑郁状态，不能恢复工作。

心脏病往往会导致患者的活动能力或潜力的下降，此时患者若不调整好自己的心态，积极适应现有状态，就极易被抑郁或焦虑所困扰。还有一种情况，就是患者得心脏病后，疾病本身可能对其影响并不大，但由于患者对自身健康状况过于关注和担心，而患上了抑郁或焦虑，导致社会活动能力的减弱。

## 貌似"心脏病"的抑郁或焦虑

有些患者没有心脏病，仅凭一些"蛛丝马迹"就断定自己有心脏病，反复检查找不到证据，仍终日奔波于各大医院之间，很有可能是抑郁或焦虑在作怪。另外一方面为医源性因素所致心理问题越来越多，如对患者病情不加以系统地分析，仅根据心电图的一些似是而非的表现和临床非特异性症状，诊断"冠心病""心肌炎后遗症"，扩大诊断范围，不仅造成患者沉重的经济负担，而且给患者带来了沉重的思想包袱，导致部分患者抑郁或焦虑的产生。

# 抑郁或焦虑可导致心脏病

长期处于抑郁或焦虑状态下，可以引起或加重冠心病患者的心肌缺血。Barefoot 等专家曾经做过一项试验，经过长达数年的随访，发现抑郁可以诱发心肌梗死，伴发抑郁的冠心病患者比没有抑郁的冠心病患者死亡率增加 84%。美国波士顿学者通过抑郁评分表研究了症状性抑郁和冠心病危险性的关系。他们的研究共入选了 1305 例患者，经过长达 7 年的随访后，发现重度抑郁患者发生冠心病事件的危险性增加。研究还发现，抑郁的评分值与心绞痛和冠心病事件的发生呈现出明显的相关性。

抑郁患者往往自我夸大病情及其预后，认为自己得的是不治之症，尤其是重度抑郁患者，往往对一切事物提不起兴趣，配合治疗的主动性、康复治疗的顺应性大大下降，这自然会加重疾病的进程。比如心肌梗死患者通过正规治疗，完全可以很好地再活 20 年、30 年；可有些伴有抑郁症的心肌梗死患者自暴自弃，过分夸大自己的病情，认为自己不久于人世，该大吃大喝的照样大吃大喝、该抽烟的照样抽烟，药也不按时吃，血糖、血压也不管。结果呢，病情自然是越来越重。而患者还意识不到病情的加重与自己的行为有关，更加不管不顾，结果可想而知。

焦虑障碍的表现形式较多，与心脏不适症状相关的是发作性焦虑，又称为惊恐发作。患者的感受是突然感觉心脏病发作，心慌气短、胸闷、呼吸困难、头晕目眩、濒死感，患者认为是急性心肌梗死，立即叫急救车到心脏科急诊，经过检查心脏各项生理指标均正常，但是上述症状却没有任何原因反复多次发作，影响正常工作和生活，患者非常痛苦。

因此，要想战胜心脏病，其战胜自身的抑郁或焦虑是前提条件之一。

## 第四节　抑郁或焦虑的识别

非精神科医师及时准确地识别伴发情感障碍的患者，无论在国外还是在国内都是较为困难的问题，在国外非专科医师的识别率为 15%～25%，而在国内曾有报道为 15.9%。在综合医院的心血管内科，大量有心理问题的患者被漏诊、误诊，导致临床过度检查，治疗费效比增加，影响心血管疾病的预后。在这些患者中，就诊的理由不是以心理障碍作为主诉，90% 以上是各种躯体症状，其中有 80% 以上被诊断为内科疾病。

导致如此现状的主要原因首先来自医师，由于传统的医学教育模式导致忽视患者心理状况，未经专业的心理训练，使临床医师缺乏识别心理问题的基本技能；由于患者受东方文化的影响，往往否认心理问题，拒绝接触精神心理医师。其次，由于受过去传统医学模式——单纯生物学模式的引导，治疗模式是以疾病为中心，而不是以患者为中心，治疗围绕不同的病痛分系统进行。过分强调专业 / 学科划分，割裂了医学的整体性，从而造成了"头痛医头，脚痛医脚""铁路警察各管一段"的现状。使大量有心理疾病的患者因躯体化症状分散于综合医院的各个科室之间，不能被及时的识别和获得有效的治疗。

## 如何判断患有抑郁或焦虑而不是其他疾病？

去权威的医疗机构就诊，尤其是出现相应症状，经专科医师排除躯体性疾病后，去精神病专科或精神病专科医院就诊，是鉴别与排除抑郁或焦虑的最佳方法。这一类患者一般不会主动就诊，因此，有很大的隐匿性。患者可能因对家庭生活缺乏兴趣而导致家庭的破裂；对工作注意力不集中而经常出错；一些所谓世俗标准下的成功者，也会因心理问题长期得不到诊治而走上自杀的道路。

因此，当我们周围有人出现表情呆滞、愁眉苦脸、懒言少动、情绪低落、对周围事物没有兴趣等表现达 2 周以上，就应考虑是否患有心理问题，应劝其及早就医，以便早期发现，及时治疗，避免发生意外。

# 哪些是抑郁或焦虑最常见的临床症状？

患者往往一天到晚闷闷不乐、愁眉苦脸、唉声叹气、暗自或谈话时落泪。同时给人懒洋洋的感觉，对工作有负担感，懒做家务，坐在电视机前心不在焉，未真正投入，性欲减退，面部缺少笑容，在活跃场面笑不出来或显得勉强。难以入睡，常常是上床半个小时也不能入睡；

> **抑郁或焦虑最常见的临床症状** 小贴士
>
> 抑郁、悲伤、精神状态差
> 疲乏、精力不足、无精打采
> 易醒、睡眠较正常少
> 情绪不稳、经常哭泣、想哭泣
> 焦虑、神经质、恐惧

同时容易惊醒，稍有响动马上醒来，同时早上醒来时间较往常要早半个小时以上。患者常常贬低自己的社会价值，认为自己是个无用的人、废人，碰见一点小事就自责不已。患者常常流露出想死的念头，觉得活得真累、真辛苦、活着没有意思、不如死了算了，甚至想过自杀。

另外，抑郁症患者还往往会伴有一些身体不适的主诉，常见的包括患者出现记忆力差、注意力集中困难、食欲下降、感觉心跳加速、心悸、背痛、偏头疼、胸痛等，而上述症状又通过各项化验检查排除了器质性疾病，但患者仍反复陈述身体的一些不适症状，不断要求给予医学检查。他们往往就认定自己患有一种或多种严重的躯体疾病，甚至一些在旁人看来是正常或普通的感觉和外观，常被患者视为是异常和令人苦恼的。患者面对阴性结果时，往往拒绝医师的解释和保证，即使有短期的动摇，一旦所谓的症状再次被感觉到，又会认为疾病的存在。医师的检查和解释以及种种医学检查的正常结果不足以使患者消除固有成见。

# 如何诊断抑郁症？

以情绪低落为主要特征，表现为闷闷不乐或悲伤欲绝，且持续 2 周以上，另外伴有下列症状中的 4 项：

- ❖ 对日常生活失去兴趣，无愉快感
- ❖ 精力明显减退，无原因的持续疲乏感
- ❖ 精神运动性迟滞或激越
- ❖ 自我评价过低，或自责，或有内疚感
- ❖ 联想困难，自觉思考能力显著下降
- ❖ 失眠、早醒或睡眠过多
- ❖ 食欲不振，体重明显减轻
- ❖ 性欲明显减退
- ❖ 反复出现想死念头、自杀

# 如何诊断焦虑症？

### 主要症状

至少在 6 个月以上的多数日子里，对于不少事件和活动（例如工作或学习），呈现过分的焦虑和担心（忧虑的期望）。

### 伴随症状

这种焦虑和担心都伴有下列 6 种症状的 3 项以上（在 6 个月中，多数日子里至少有 3 种症状）：

1. 坐立不安或感到紧张；

2. 容易疲倦；

3. 思想难以集中或头脑一下子变得空白；

4. 易激惹；

5. 肌肉紧张；

6. 睡眠障碍（难以入睡或常醒，或转辗不安地令人不满意的睡眠）。

另外值得注意的是，抑郁或焦虑的诊断在专科医院有一套严格的诊断和量化标准；而普通读者的专业知识是有限的，决不能自己给自己下诊断，否则会耽误了正规疾病的诊治。所以当出现前文所说的一些症状时，一定要去正规医院就医，决不能自己乱下诊断。

## 第五节　抑郁或焦虑的治疗

目前对于情绪障碍的治疗原则是系统治疗和综合干预。系统治疗是指在医师指导下使用综合干预方法为患者进行治疗；综合干预的理念是生物学（药物）、心理学（心理治疗）、物理学（磁疗、电疗、光疗）等方法和手段共同使用，尽快缓解情绪障碍。

## 药物治疗

由于抑郁焦虑障碍的发生是有生物学基础的，根据基础研究的结果，研制发明了一些调节神经递质代谢的药物，如抗焦虑药、抗抑郁药等，可以缓解抑郁焦虑情绪。治疗药物必须由受过专业训练的医师选择和处方。

药物治疗的特点是起效相对较快，疗效比较确定，适合于中度、重度抑郁症患者。抗抑郁药是当前治疗各种抑郁障碍的主要药物，能有效解除抑郁心境及伴随的焦虑、紧张和躯体症状，有效率为 $60\% \sim 80\%$。常用的抗抑郁、抗焦虑药物总结如下：

### 苯二氮䓬类药物（安定类）

常用的有安定（地西泮）、艾司唑仑、阿普唑仑、氯硝西泮、罗拉（劳拉西泮）等。该类药抗焦虑作用迅速可靠并能产生松弛作用，价格相对便宜，但应注意到该类药缺少抗抑郁作用，有成瘾性，长期应用会影响认知和记忆。对于一些焦虑明显、伴有睡眠障碍的患者，可以短期使用一些苯二氮䓬类（如安定类）药物或者一些新型的助眠药物，如唑吡坦、佐匹克隆。对于一些症状严重，甚至伴有精神病性症状的患者，可以合并抗精神病药物治疗。

### 三环类药物（TCAs 类）

常用的有阿米替林、多塞平、氯米帕明或称安那芬尼、马普替林。循证医学资料显示这类药物对于治疗冠心病患者的抑郁状态有一定疗效。三环类抗抑郁药物被认为对心血管有不良作用，包括减慢室内传导、直立性低血压、心率加快、延长 Q-T 间期和增加发生室性心律失常的可能性。对于发病和死亡风险已经升高的人群来说应用这些药物没有益处，尤其对于老年、心力衰竭以及存在冠心病并发症的患者。

### 选择性 5- 羟色胺再摄取抑制剂（SSRIS）

常用的有氟西汀、帕罗西汀、舍曲林、氟伏沙明和西酞普兰。SSRIs 类药物不良反应较少且轻微，尤其是抗胆碱能及心脏的不良反应少，安全性较三环类药物高。由于从肝脏 P450 酶代谢，与某些药物存在相互作用。因疗效确实，耐受性好，不成瘾，临床上已经较多地用于心血管患者。但该药起效慢，一般2 周开始有效，常见不良反应有恶心、口干、出汗、乏力、焦虑、震颤、阳痿和射精障碍，大剂量时部分患者血压可能轻度升高。此类药有明显的抗抑郁及抗焦虑作用，对难治性病例亦有效。

### 去甲肾上腺素和特定 5 羟色胺再摄取抑制剂（NaSSAs 类）

如米氮平，有良好的抗抑郁、抗焦虑及改善睡眠作用，口服吸收快，起效快，抗胆碱能作用小，有镇静作用，对性功能几乎没有影响，常见不良反应为镇静、嗜睡、头晕、疲乏、食欲减退和体重增加。

## 多巴胺再摄取抑制剂（DAs 类）

安非他酮，去甲肾上腺素、5- 羟色胺、多巴胺再摄取的弱抑制剂，对单胺氧化酶没有抑制作用，适用于抑郁症以及双相抑郁，优势为对体重以及性功能影响小。常见的不良反应有：激动、口干、失眠、头痛或偏头痛、恶心、呕吐、便秘、震颤、多汗。

抗抑郁药治疗时须注意如下事项：某些降压药、抗心律失常药等心血管用药，如胍乙啶、利舍平、甲基多巴、可乐定、噻嗪类利尿剂、β 受体阻滞剂、钙拮抗药、氨碘酮、地高辛、他汀类降脂药、血管紧张素受体阻滞剂以及血管紧张素转换酶抑制剂，在常规治疗时就可以使部分患者出现抑郁障碍；抗精神失常药物可以与心脏疾病相互影响，引起严重并发症；由于心脏病患者常同时应用其他药物，因此在药理学上往往会相互作用，导致危险。

# 心理治疗

有些心理问题单纯药物治疗的效果常不够理想，必须同时给予抗焦虑或抗抑郁的心理行为治疗，如心理疏导、松弛训练、行为矫正、音乐治疗以及生物反馈治疗等方法，才能产生较显著的效果。对一些严重的抑郁症患者应首先进行药物治疗或物理治疗，之后再合并使用心理治疗。

俗话说："心病还需心药医"，绝大多数的患者病前有一定的诱因（如挫折、遭受不幸等），同时在出现情绪抑郁、低落过程中产生悲观的心理，失望、孤独和无助感。这些情况可以用心理治疗——即所谓的"心药"来处理。

心理治疗并不排斥其他治疗方法的应用，尤其是药物治疗，倘若与药物治疗合用，对抑郁症患者往往会起到事半功倍的叠加效用。

抑郁或焦虑常与躯体疾病并存，应同时治疗。一方面要治疗躯体疾病，消除抑郁或焦虑的基本诱因；另一方面，应综合评估患者的身心状态。

注意药物在不同疾病有不同的禁忌证，如三环类药物会增加心律失常的风险，如 β 受体阻滞剂能诱发和加重抑郁、5-羟色胺再摄取抑制剂与某些药物联合应用会增加肝毒性。

# 抑郁焦虑的长期预防策略

针对本章第二节中提到的导致心理疾病的可能原因，患者可以尝试从以下4个方面入手，循序渐进，坚持不懈地强化自我管理，争取早日走出抑郁或焦虑的阴霾。

## 合理的膳食结构

吃是防止抑郁症再发的很好选择，适当吃些甜品、喝些果汁，能使心情放轻松。甜食或酒精，可快速提升脑中的血清张力，使神经系统暂时得到舒缓，暂时缓解焦躁不安和沮丧无助的情绪。多糖类食品如全谷米、大麦、小麦、燕麦、瓜类和含高纤维多糖蔬菜与水果等更有利于改善精神状况。富含色氨酸食品是制造情绪荷尔蒙的原料，如香蕉、奶制品、火鸡肉等，有助于安定情绪。

酒精能使人暂时逃避问题和烦恼，由酒精激发的轻松感和自信是短暂的，问题会不断蔓延滋生，带来更深的抑郁或焦虑。长期饮酒有害无益，应限制酒精饮料摄入。

## 注意睡眠和运动

不可忽视可能导致情绪低落的基本生理因素，如睡眠不佳、食欲不振、日常活动耗尽了精力，听任自己处于不良的生理状态，很容易出现低落情绪。失眠也可以是低落情绪的后果，反过来又能诱发抑郁。应该养成良好的睡眠习惯，如培养规律的早睡早起作息习惯。

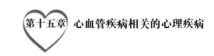

运动不仅能提高躯体的健康状况，在增强体力的同时迅速改善情绪状态，防止抑郁症的发作。运动也能较快地提高情绪，短时间地缓冲抑郁。

## 做自己喜欢的事情

抑郁常导致自尊心的下降甚至自暴自弃。抑郁症患者往往过低评价自己，贬低自己，拒绝应得的欢乐。即使在情绪正常的时候，也总是觉得自己没有资格享受欢乐，总是把别人的需要放在第一位，不给自己留下一点时间和空间。欢乐能预防发生心理障碍，无论工作多忙，也必须找时间来让自己轻松一下，做一点能使自己高兴的事情。眼前的欢乐能帮助你预防未来的抑郁。

## 建立良好的人际关系

现代生活忙碌、紧张，对于心灵的关爱往往不够。心理的抑郁会带来生理的不适，有良好的人际关系，有可以信赖的家人、亲戚或朋友，是防止抑郁或焦虑的最重要保证。可以依靠人际关系，提供感情支持渡过心理上的难关。

总之，关注心血管疾病患者的心理问题，全面考虑综合治疗，建立躯体与心理的和谐状态，才能实现真正意义上的健康。

呵护❤健康

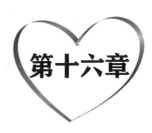

# 第十六章

# 需与心血管疾病鉴别的
# 常见疾病

胸痛是心内科常见的就诊症状，常见于冠心病患者。然而，消化系统、呼吸系统、运动系统等多系统疾病也会出现不同程度的胸腹疼痛或不适，需与心血管系统疾病导致的症状鉴别。

# 消化系统疾病

## 食管源性胸痛

是指由食管疾病或功能障碍引起的胸痛，典型症状为"胃灼热伴有胸骨后或胸骨下的疼痛"，呈挤压性或烧灼样，多与进餐相关，酷似心绞痛。

1. 胃食管反流病：胃食管反流病是指胃十二指肠内容物反流入食管、口腔或肺所致的症状和并发症。其引起的胸痛多呈烧灼痛、刺痛或钝痛，伴反流、胃灼热等症状。胸痛多在进食后 1 小时左右发生，卧位和弯腰、剧烈运动可诱发，反流严重时还会出现咳嗽、咳痰、声音嘶哑等消化道外症状。服用抑酸剂可使胸痛缓解。行 24 小时 pH– 阻抗监测，可以明确胸痛与反流之间的关系。长期反流患者，胃镜检查可发现反流性食管炎。

2. 食管动力异常：吞咽的完成需要下咽部、上食管括约肌、食管体部、下食管括约肌松弛或收缩的协调运动。吞咽时上食管括约肌松弛，食物进入食管腔内，食管体部蠕动将食物自上而下推动，下食管括约肌松弛，食物进入胃内（图 16-1）。食管收缩松弛运动不正常或不协调，食物则不能顺利吞咽。相关疾病包括胡桃夹食管、远端食管痉挛、贲门失弛缓症等均可引起胸痛。需通过食管测压、食管 X 线钡剂检查等明确。

（1）食管高幅收缩：包括远端食管痉挛、胡桃夹食管、Jackhammer 食管等，是非心源性胸痛中一种常见疾病。由于食管运动障碍，食管中下段高幅、长时间、重复性收缩，以慢性、间歇性胸痛和吞咽困难为主要症状，常因情绪激动或进食冷的食物诱发，发作时间数分钟至数小时不等，含服硝酸甘油可缓解。胸痛可放射至颈部、肩胛、上肢，与心绞痛症状相似，但发作时查心电图及心

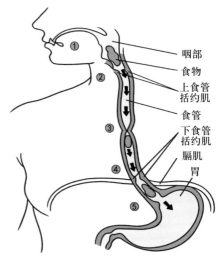

咽部
食物
上食管括约肌
食管
下食管括约肌
膈肌
胃

**图 16-1 吞咽时食管的正常收缩松弛**

肌酶谱无异常改变。患者常因吞咽困难而不愿经口进食，有时食团停留在食管的痉挛段，吐出后才能缓解。

（2）贲门失弛缓症：主要特征是食管无正常蠕动和下食管括约肌松弛不良。临床以吞咽困难、食物反流、下端胸骨后胸痛为主要表现。胸痛的原因可能与食物潴留、食管扩张、下食管括约肌压力升高、食管体部高幅收缩等有关。胸痛常发生在进餐或冷饮后，喝热水常使之减轻。吞咽困难时轻时重，轻时能连续进餐，可有胸骨后滞留或闷堵感，进食时间延长，不影响进食量；重时进干、流食均困难。多数患者在进食过程中或进食后不久可出现食物反流。

（3）功能性胸痛：不明原因发作性胸痛，主要发生在胸部中线部位，可能潜在的与食管病变有关。也可能与食管敏感性增高，脊髓或中枢神经系统对正常传入冲动的放大等有关，表现为食管对机械性扩张、对酸及对疼痛的敏感性增加。发作时心电图和心肌酶正常，部分病例抗抑郁药治疗可能有效。

## 胃部疾病

胃部疾病有时伴食管运动功能异常而出现胸骨后不适或疼痛，常同时有中上腹反复发作的节律性疼痛，常与进食有关，有季节性、周期性，以手按压疼痛部位、呕吐等方法而减轻或缓解。这些特点有助于识别胃部疾病引起的胸痛。

## 胰腺疾病

胰腺炎、胰腺肿瘤等疾病的患者出现上腹痛或者背痛，可伴有左右侧肋缘处放射痛。胰腺炎患者常有饮酒、进食油腻食物等诱因，疼痛在仰卧位时加重，端坐位、前倾位或屈膝时可缓解，同时可有食欲减退、腹胀等表现。胰腺肿瘤起病隐匿，很多患者早期无明显症状，疾病进展可累及腹腔神经丛导致持续剧烈的腹痛及背部疼痛，常伴有体重明显下降、黄疸等临床表现。肿瘤标志物 CA19-9 对胰腺癌诊断的敏感性和特异性较高，腹部增强 CT 是诊断胰腺癌较为可靠的手段。

### 胆囊疾病

胆囊结石或急、慢性胆囊炎患者多有右上腹痛，并放射至右肩胛部，也可出现心前区疼痛，可能与神经反射引起冠状动脉收缩相关。患者常因饱餐、进餐油腻食物或体位改变时出现，并有明显右上腹压痛，而患者的心前区症状随胆道疾病的控制而缓解。

# 呼吸系统疾病

### 肺栓塞

指肺外的栓子脱落经静脉系统回流到右心，在肺动脉中堵塞而引起的一种疾病，多见于长期卧床、术后、高凝状态和久坐不动等情况。肺栓塞引起的胸痛可因栓塞部位靠近外周累及胸膜引起，也可因低血压、冠状动脉痉挛等导致心肌缺氧引起心绞痛性胸痛。除胸痛症状外，还可以伴有胸闷、呼吸困难、晕厥、咯血、烦躁不安、甚至濒死感等。

> **小贴士**
>
> 呼吸系统疾病引起的胸痛症状，胸痛多与体位变动、咳嗽、深呼吸等相关，也可为持续性隐痛或钝痛，大多伴有咳嗽、咳痰、呼吸困难、咯血、发热等主要症状中的一个或多个症状，胸部体检、胸部 X 线片或胸部 CT 检查常可发现相应病变。这种疼痛常常需要与心绞痛进行鉴别。

### 气胸

因肺泡及脏层胸膜的破裂，空气进入胸腔形成气胸。临床上常见的为自发性气胸，即无明显的外因。典型症状为突发性单侧胸痛，为针刺样或刀割样，持续时间短，继而出现胸闷、呼吸困难，并可伴有刺激性咳嗽，因气体刺激胸膜所致。该病多见于瘦高体型的青壮年男性或有基础肺部病变者。

### 肺炎、胸膜炎

各种原因引起的肺部炎症，当病变侵犯到壁层胸膜时均可引起胸痛症状，可为轻微不适或严重刺痛，通常出现于炎症周围较局限的部位，咳嗽或深呼吸时加重。胸膜炎早期脏层和壁层胸膜相互贴近摩擦，胸痛明显；若病情进一步发展，胸膜腔出现积液，且随积液量增加，脏层和壁层胸膜不再相互贴近摩擦，胸痛随即消失。

## 肺癌

多见于有长期吸烟史的中老年人，患者可以出现胸痛，部位一般较固定，可为炎症累及部分胸膜或胸壁引起，也可为肿瘤侵犯所致。患者除胸痛症状外，还常伴有咳嗽、痰中带血或咯血、气短或喘息、体重下降、食欲减退等症状。

# 运动及神经系统疾病

## 肋骨损伤或肋软骨炎

会有不同程度的胸痛，常有感染、外伤等诱因，深呼吸或咳嗽时可加重。定位明确，常有明确的特定部位的压痛。

## 带状疱疹

由水痘–带状疱疹病毒引起的一种疾病，初次感染常发生于儿童，表现为水痘，以后病毒可潜伏于机体中。当机体抵抗力下降时，病毒可再度繁殖，沿神经波及皮肤而出现水疱，水疱顺着肋间神经的走向而成带状分布，故称为带状疱疹。胸部的带状疱疹有的可以在出疹前2周内就发生明显的胸痛，有时疱疹消退后胸痛仍可持续较久，甚至可长达数月。

除了典型的心绞痛发作外，部分冠心病患者心绞痛的性质及部位不典型，如位于上腹部，常被误认为消化性溃疡穿孔或急性胰腺炎等急腹症；位于下颌或咽颈部，常被误认为牙病、咽炎或骨关节病；同时约1/3有疼痛表现的患者在急性心肌缺血发作早期，会同时出现恶心、呕吐、腹胀、呃逆等消化道症状，可能与坏死心肌刺激和组织器官血流灌注不足相关。

## 参考文献

1. Campbell KA，Madva EN，Villegas AC，et al. Non–cardiac chest pain：a review for the consultation–liaison psychiatrist. Psychosomatics，2017，58（3）：252–265.

2. Yamasaki T，Fass R. Noncardiacchest pain：diagnosis and management. Curr Opin Gastroenterol，2017，33（4）：293–300.

呵护❤️健康

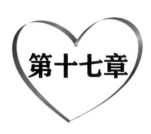

# 第十七章

# 心血管疾病患者
# 常用药物

药物治疗是心血管疾病最重要的治疗措施。患者及家属也有必要熟悉心血管疾病常用治疗药物的知识。本章分别介绍心血管疾病患者常用药物的药理作用、适应证、禁忌证、不良反应及注意事项等内容。

**第一节　硝酸酯类药物**

　　硝酸酯类药物主要扩张静脉血管、冠状动脉和小动脉，减少回心血量，降低心肌耗氧量和心脏负荷，降低冠状动脉阻力，增加冠状动脉供血，能够有效地改善冠心病患者的心绞痛或心肌缺血症状。长期连续使用可能发生耐药，一般不推荐长期用于没有心绞痛发作或心肌缺血的患者，必须长期使用者，建议保留每日的"空白期"，避免发生耐药。硝酸酯类药物主要用于冠心病患者，也可用于治疗心力衰竭和高血压急症。

# 硝酸甘油

　　1. 用法与用量：①舌下含服：0.5mg，若无效，隔 5～10 分钟可重复。连续含服 3 次仍不能缓解应立即拨打 120 急救电话求助；②静脉制剂：根据心肌缺血症状和血流动力学指标滴定剂量，应由医师进行治疗调整；③贴剂：将硝酸甘油贮存于不能穿透的背膜和使药物恒速释放的半透膜之间，敷贴于皮肤上，使药物恒速释放，作用时间长。敷贴时注意避免修剪敷贴剂，避开毛发、瘢痕和皮肤破损处。每次敷贴应更换位置，以免刺激皮肤。

　　2. 不良反应：常见有头痛、头晕、面颊和颈部潮红、恶心、呕吐、烦躁、心动过速、血压低。严重时可发生晕厥。

　　3. 注意事项：以下情况禁用或慎用。①因本药可升高颅内压，脑出血或头颅外伤时禁用；②应用本药可能增加心脏负担，严重贫血时慎用；③因本药可升高眼压，闭角型青光眼时禁用；④肥厚性梗阻型心肌病、重度主动脉瓣狭窄时禁用；⑤低血压或低血容量时慎用。

# 硝酸异山梨酯（消心痛）

其作用和不良反应与硝酸甘油相似，但作用时间更长。片剂 5 ～ 10mg 舌下含服或口服，每日 3 ～ 4 次。

# 单硝酸异山梨酯（依姆多、异乐定、欣康）

本类药物为长效硝酸酯类药物。作用机制与硝酸甘油类似，但作用持续时间更长，对血压和心率影响较小，不良反应较轻。依姆多和异乐定由于有独特的缓释结构，既能维持较长时间的有效血药浓度，又能够保持 6 ～ 8 小时的药物空白期，减少耐药的发生。

药物相互作用：①硝酸酯类药物与降压药或其他扩血管药物合用时可加重直立性低血压等不良反应；②与三环类抗抑郁药合用时可加剧抗抑郁药的低血压和抗胆碱效应。

# 第二节　β 受体阻滞剂

β 受体阻滞剂能够减弱或防止 β 受体兴奋，竞争性地抑制儿茶酚胺的作用，降低交感神经活性，使心肌收缩力降低，心脏传导系统的传导速度减慢，降低心脏对运动或应激的反应性。β 受体阻滞剂根据化学性质分为水溶性、脂溶性（美托洛尔）和半脂溶性半水溶性（比索洛尔）三类。根据其对 β 受体的选择性分为非选择性（普萘洛尔）、β1受体选择性（美托洛尔、比索洛尔）和兼具 α 受体阻滞作用的 β 受体阻滞剂（卡维地洛）等三类。

适应证：①降低心肌耗氧量、增加运动耐量，用于心绞痛的治疗，并能降低心肌梗死患者的病死率。②能够抑制心脏起搏点和传导系统的交感神经兴奋性，可用于治疗快速性心律失常。③可通过中枢、肾上腺素能神经元阻滞、抗肾素活性以及降低心排血量等机制降低血压，可用于高血压的治疗。④治疗慢性心功能不全，长期使用可缓解心力衰竭症状，降低住院和死亡风险，改善预后。⑤通过拮抗儿茶酚胺效应，用于治疗嗜铬细胞瘤及甲状腺功能亢进。⑥利用 β 受体阻滞剂的负性肌力和负性频率作用，降低心肌耗氧量，改善肥厚（梗阻）型心肌病、扩张性心肌病的临床症状和预后。

注意事项：治疗心力衰竭应从低剂量开始，如能耐受可每双周递增剂量，在密切观察下逐步调整至最大耐受剂量，在应用的过程中需监测心率、血压、体重、病情变化及不良反应，避免体重增加，长期服用时不应突然停药。收缩压＜ 90mmHg，清醒时静息心率＜ 55 次 / 分，存在 Ⅱ 度及以上房室传导阻滞、活动性支气管哮喘时禁用，一般不与维拉帕米合用。

不良反应：使用不当可加重心力衰竭、诱发支气管哮喘、外周血管痉挛，可掩盖低血糖症状，可导致中枢神经系统不良反应（如多梦、幻觉、抑郁等）、脂质代谢障碍、消化道症状等。

# 常用的 β 受体阻滞剂

## 美托洛尔（倍他乐克）

为选择性 β1 受体阻滞剂。口服短效制剂（酒石酸美托洛尔，平片），半衰期为 3 ～ 4 小时，常用剂量为每次 6.25 ～ 50mg，2 次 / 日，最大剂量一般不超过 300mg/d。长效制剂（琥珀酸美托洛尔，缓释片），常用剂量为23.75 ～ 190mg/d，1 次 / 日，最好在早晨服用，可掰开服用，但不能咀嚼或压碎。

本药为脂溶性，容易通过血脑屏障，部分患者服用后可出现中枢神经系统的不良反应，包括疲乏、头晕、抑郁、头痛、多梦和失眠等。个体疗效差异较大，注意剂量个体化。静脉注射剂主要用于治疗快速心律失常。

## 比索洛尔（康忻、博苏）

为选择性对 β1 受体阻滞剂。半衰期约 9 ～ 12 小时，常用剂量 2.5 ～ 10mg/d，1 次 / 日。比索洛尔通过肾脏和非肾脏途径代谢，大约 50% 以原型经尿排出，另外 50% 以无活性的代谢产物排出。

## 阿替洛尔

为选择性 β1 受体阻滞剂。半衰期 6 ～ 9 小时，常用剂量 6.25 ～ 50mg，1 ～ 2 次 / 日口服。为水溶性，主要经肾脏排泄，肾功能不全的患者慎用。不容易通过血脑屏障，中枢神经系统的不良反应较少，个体疗效差异较小。

## 卡维地洛（金络）

兼有 α1 及 β 受体阻滞作用。半衰期 7 ～ 10 小时，常用剂量 6.25 ～ 25mg，2 次 / 日，可逐渐增加剂量至 50mg/d。由于卡维地洛对 β 受体缺乏选择性，对 β2 受体的阻滞作用可引起支气管痉挛。

## 盐酸阿罗洛尔（阿尔马尔）

兼有 α 及 β 受体阻滞作用，因对骨骼肌 β2 受体阻断作用，除了可以用于治疗高血压和心律失常以外，还用于治疗原发性震颤。半衰期约 10 小时，常用剂量 10mg，2 次 / 日。

## 艾司洛尔

是超短效 β1 受体阻滞剂。特点是起效快（约 1 分钟），半衰期短（约 9 分钟），通过持续静脉滴注可维持稳态血药浓度，改变静脉滴注速度可很快改变血药浓度。

使用方法：负荷剂量后 0.05 ～ 0.5mg/（kg·min）静脉滴注，于 5 分钟内即可达到稳态血药浓度（如不用负荷量，则需 30 分钟达到稳态血药浓度）。维持量最大可加至 0.3mg/（kg·min）。艾司洛尔大多数不良反应较轻、呈一过性，最重要的不良反应是低血压和心动过缓。

药物相互作用：① β 受体阻滞剂与利尿剂或其他抗高血压药合用，可增加降压作用；②与地高辛合用，可用于控制心力衰竭伴心动过速及心房颤动，控制快速心室率；③与洋地黄类药物及非二氢吡啶类钙拮抗药合用时，需要密切监测心率及心功能状态；④与西咪替丁等肝细胞色素酶抑制剂合用，会使血药浓度升高，应注意减量，避免发生不良反应。⑤ β 受体阻滞剂大剂量长期服用可影响糖代谢，与降糖药物合用时需密切监测血糖。

## 第三节 钙拮抗药

钙拮抗药分为二氢吡啶类和非二氢吡啶类两大类。

## 二氢吡啶类

常用的二氢吡啶类药物有以下几种：

### 氨氯地平（Amlodipine）（络活喜、施慧达、压氏达）

常用剂量为 5 ～ 10 mg， 1 次 / 日。特点是口服吸收缓慢，清除半衰期为 35 ～ 50h，进食不影响药代动力学，降压作用持续稳定。掰开服用不影响药效。

### 非洛地平缓释片（Felodipine）（波依定）

常用剂量为 5 ～ 10mg， 1 次 / 日。不能掰开或压碎服用。

### 硝苯地平控释片（Nifedipine）（拜新同）

常用剂量 30 ～ 60mg， 1 次 / 日。不能掰开或压碎服用。硝苯地平平片（心痛定），口服 30 分钟血药浓度达峰，降压作用迅速，舌下含服或嚼碎服用达峰时间进一步提前，但可能出现反射性交感神经兴奋症状，如心率加快，增加心肌耗氧量，可诱发心绞痛，甚至导致心脏事件。硝苯地平控释片减少了这方面的不良反应，但依然需要注意心率增快等问题，并且不能掰开服用也限制了其使用。

二氢吡啶类钙拮抗药的主要不良反应包括：头晕、头痛、心动过速、颜面潮红、低血压、下肢浮肿等；部分患者有消化道症状，如便秘、腹痛、厌食等。

药物相互作用：①与多数抗高血压药合用有协同作用；②与 β 受体阻滞剂合用需注意对心功能的抑制作用。

# 非二氢吡啶类

非二氢吡啶类钙拮抗药除了降压作用以外，还具有负性肌力及负性频率作用。

## 维拉帕米（Verapamil）（异搏定）

用于心功能正常患者的心绞痛、快速性心律失常和高血压治疗。常用口服剂量为 40 ～ 80mg， 1 ～ 3 次 / 日。缓释剂型口服剂量为 120 ～ 240mg，最大剂量 480mg。注射剂一般用于治疗快速室上性心律失常及特发性室性心动过速。

## 地尔硫卓（Diltiazem）（硫氮草酮，合心爽）

合心爽 30mg， 3 次 / 日，必要时可增至 180mg/d。合心爽为缓释剂型，90mg， 1 次 / 日。静脉制剂单次注射剂量为 10mg，维持静注 115 μ g/（kg·min）。临床主要用于心绞痛、室上性心律失常治疗及控制心房扑动、心房颤动心室率，并具有降压作用。

非二氢吡啶类钙拮抗药的主要不良反应：①心血管系统：心动过缓、房室传导阻滞、低血压等。②中枢神经系统：偶有疲倦、头痛、头重感及嗜睡、失眠或乏力。③消化系统：胃部不适、便秘、腹痛、厌食等症状。

药物相互作用：①与 β 受体阻滞剂等合用，应注意监测心率和心功能状态；②与西咪替丁等肝脏细胞色素酶抑制剂合用可使血药浓度增高，应调整剂量；③与其他抗高血压药合用可加强降压作用。

## 第四节 作用于肾素 – 血管紧张素 – 醛固酮系统的药物

# 血管紧张素转换酶抑制剂（ACEI）

1. 适应证：用于高血压、心力衰竭、冠心病的治疗。除非有禁忌证或不能耐受，所有左心室收缩功能异常的患者均应服用血管紧张素转换酶抑制剂（ACEI）。

2. 注意事项：①小剂量起始，逐渐增加至最大耐受剂量；②注意剂量个体化；③该药的疗效和获益通常在数月或更长时间才显示出来，应尽量避免停药，以确保远期疗效；④应监测肾功能和电解质的变化。

3. 常见不良反应：①低血压，尤其在治疗开始或增量时；②部分患者用药初期可出现肾功能减退；③血钾升高；④干咳，如患者不能耐受咳嗽，可换用血管紧张素受体拮抗剂（ARB）治疗。

4. 禁忌证：①曾有过血管神经性水肿、无尿性肾衰竭及妊娠妇女禁用；②有双侧严重肾动脉狭窄、血肌酐＞ 225.2 μ mol/L（即 3mg/dL）、血钾 >5.5mmol/L、收缩压＜ 90mmHg 中的任何一项，应慎用。

5. 常用的 ACEI 制剂

➤ 培哚普利（Perindopril）（雅施达）：1 次 / 日，4 ～ 8mg/d。

➤ 贝那普利（Benazepril）（洛汀新）：12 次 / 日，5 ～ 40mg/d。

➤ 依那普利（Enalapril）（悦宁定）：开始量为 5 ～ 10mg，1 次 / 日，最大剂量为 40mg/d。

➤ 雷米普利（Ramipril）（瑞泰）：1 次 / 日，5 ～ 15mg/d。

➤ 西拉普利（Cilazapril）（一平苏）：5 ～ 20mg/d，分 1 ～ 2 次口服。

➤ 福辛普利（Fosinopril）（蒙诺）：1 ～ 2 次 / 日，5 ～ 40mg/d。

➢ 咪达普利（Imidapril）（达爽）：1次/日，5～10 mg/d。

➢ 卡托普利（Captopril）（开搏通）：6.25～25mg/d，2～3次/日。由于口服吸收迅速，在高血压急症时可嚼碎服用。

6.药物相互作用：①与利尿剂或其他抗高血压药及扩血管药合用有协同作用，应密切监测血压；②与保钾药物，如螺内酯、氨苯蝶啶及阿米洛利或氯化钾等补钾药物合用可导致血钾升高；③与内源性前列腺素合成抑制剂如吲哚美辛合用，会降低本药的疗效。

# 血管紧张素受体拮抗剂（ARB）

1.适应证：主要用于治疗高血压和 ACEI 不能耐受的患者。

2.ARB 类的主要代表药物有：

➢ 缬沙坦（Valsartan）（代文）：80～160mg/d，1～2次/日。

➢ 氯沙坦（Losartan）（科素亚）：50～100mg/d，1次/日。

➢ 厄贝沙坦（Irbesartan）（安博维）：150～300mg/d，1次/日。

➢ 替米沙坦（Telmisartan）（美卡素）：40～80mg/d，1次/日。

➢ 奥美沙坦（Olmesartan）（傲坦）：20～40mg/d，1次/日。

3.药物相互作用：① ARB 类药物与利尿剂或其他抗高血压药合用可加强降压作用；②与保钾或补钾药物合用可能升高血钾。

## 第五节　α 受体阻滞剂

## 哌唑嗪

常用剂量为 1.5～6mg/d，分 2～3 次口服。最大剂量为 15mg/d。

注意事项：首次应用时可能出现"首剂现象"，即严重的体位性低血压（通常在首次给药后 30～90 分钟或与其他降压药合用时出现）、眩晕、头痛、心悸、出汗等。这是由于其可抑制交感神经的活性使静脉扩张，回心血量显著减少所致，低钠饮食的患者较易发生，将首次剂量改为 0.5mg，睡前服用，可防止或减轻这种不良反应。

> α 受体阻滞剂中只有 α1 受体阻滞剂广泛用于临床，具有扩张动、静脉的作用，对脂质代谢影响不大，不引起反射性心率增快，也不减少肾血流量，主要用于治疗高血压。

# 特拉唑嗪（高特灵）

作用类似于哌唑嗪，但作用出现较慢，持续时间较长。仍需警惕严重的直立性低血压和晕厥等不良反应。由于特拉唑嗪能够阻断膀胱颈和前列腺中的 α1 受体而引起平滑肌松弛，特拉唑嗪也用于良性前列腺增生的治疗。常用剂量从 1mg 开始，1 次 / 日，睡前服用。维持剂量 1 ～ 5mg/d，1 次 / 日。最大剂量 20mg。

# 乌拉地尔（压宁定，利喜定）

可直接扩张小动脉和小静脉，作用迅速。具有直接扩张冠状动脉的作用，无反射性增加心率的不良反应。尚有激活中枢 5- 羟色胺 1A 受体的作用，可降低延脑 - 心血管调节中枢的交感反馈而起到降低血压的作用。静脉制剂较常用于高血压急症和急性心力衰竭患者。首剂可 10 ～ 25mg 静脉注射，可重复使用，或持续静脉滴注，可根据病情变化调整药量。

药物相互作用：①与非甾体消炎镇痛药物合用可减弱降压作用；②与利尿剂及其他抗高血压药合用可加强降压作用。

## 第六节　利尿剂

利尿剂可减轻心脏负荷，用于治疗心力衰竭。也具有降压作用。

## 噻嗪类利尿剂

噻嗪类利尿剂为排钾利尿剂。

1. 氢氯噻嗪（Hydrochlorothiazide）：常用剂量为 6.25 ～ 25mg/d，1 次或分 2 次服用。

2. 吲达帕胺（Indapamide）（寿比山、钠催离）：具有利尿作用和钙拮抗作用。半衰期为 14 ～ 18h。

剂量：寿比山 2.5mg，钠催离（吲达帕胺缓释片）1.5mg。常用剂量 0.625 ～ 2.5mg/d。

注意事项：长期使用噻嗪类利尿剂可引起低钠、低氯、低钾和低镁血症及碱中毒，长期大剂量服用可引起高尿酸血症并影响糖脂代谢。使用时应监测电解质变化，补充钾、镁盐或与保钾利尿剂联用，痛风、糖尿病患者应慎用。

药物相互作用：①噻嗪类利尿剂与肾上腺皮质激素、雌激素合用会降低利尿作用，增加低钾血症等电解质紊乱；②非甾体消炎镇痛药会降低噻嗪类利尿剂的利尿作用；③与抗高血压药或扩血管药合用可增强降压作用；④与洋地黄合用应警惕因低血钾而引起的不良反应。

## 袢利尿剂

袢利尿剂为强效排钾利尿剂，可口服或注射。

1. 呋塞米（Furosemide）（速尿）

常用剂量：口服 20～40mg，1～3 次/日；肌内注射或静脉滴注 20～40mg/次，1～2 次/日。最大剂量每日 600mg。

2. 布美他尼（Bumetanide）（丁脲胺）

常用剂量：口服 1～2mg，12 次/日；静脉滴注为 0.22mg，1～2 次/日。利尿作用比呋塞米强，排钾作用弱于呋塞米，出现低钾血症的不良反应较少。

3. 托拉塞米（Torasemide）

常用剂量：口服 10～20mg，1～2 次/日；静脉滴注为 10～80mg，1～2 次/日。是高效袢利尿剂，10mg 托拉塞米的利尿作用与 20～40mg 呋塞米和 1mg 布美他尼相当。排钾作用弱于呋塞米，对糖脂代谢以及尿酸的影响较小。

注意事项：袢利尿剂与噻嗪类利尿剂一样具有导致电解质紊乱等作用。糖尿病、痛风患者亦应慎用。

药物相互作用：①肾上腺皮质激素、雌激素等都能降低本类药物的利尿作用，并增加低钾血症的发生；②非甾体消炎镇痛药可降低本类药物的利尿作用，增加肾损害的发生概率；③影响尿酸排泄，与降尿酸药物合用应调整剂量；④对糖代谢有影响，与降糖药物合用应监测血糖，调整药物剂量；⑤与氨基糖苷类合用会增加肾毒性和耳毒性。

# 保钾利尿剂

1. 螺内酯（Spironolactone）（安体舒通）：常用剂量为 20～40mg/d，1～2 次/日。

2. 氨苯蝶啶（Triamterene）：常用剂量为 50～100mg/d，2 次/日。

3. 阿米洛利（Amiloride）：常用剂量为 1.25～2.5mg/d，1 次/日。

（1）注意事项：单独使用，利尿作用弱且起效慢，长期应用可导致血钾增高，临床上常与排钾利尿剂（噻嗪类或袢利尿剂）联用，可加强利尿作用，又可避免或减轻电解质紊乱。

（2）药物相互作用：①肾上腺皮质激素、雌激素能拮抗本类药物的利尿作用；②非甾体消炎镇痛药降低本类药物的利尿作用，且合用时肾毒性增加；③与抗高血压药合用能增强降压作用；④与补钾药物、ACEI、环孢素 A 合用时易发生高钾血症。

## 第七节　正性肌力药物

## 洋地黄类正性肌力药物

洋地黄类药物具有增强心肌收缩力（正性肌力作用）和减慢心率（负性频率作用），可增加心排血量而不增加心肌氧耗量，为最常用的强心药物。

1. 制剂类型：根据给药后起效的快慢，大致可分为速效、中效和慢效 3 种制剂。常用的静脉制剂有：毛花苷 C（西地兰）等，经静脉给药后多在 5 ~ 30 分钟内起效，主要用于急性心力衰竭患者；中效制剂常用的有地高辛等，口服后 1 ~ 2h 内起效，为临床最常用制剂。

2. 适应证：①充血性心力衰竭；②心房颤动、心房扑动、室上性心动过速伴快速心室率。

3. 给药方法：①速给法：主要用于治疗急性左心衰竭或危重的充血性心力衰竭患者。静脉滴注速效洋地黄制剂，如毛花苷 C 可视病情静脉滴注 0.2 ~ 0.4mg。②每日维持量疗法：适用于慢性心力衰竭患者。临床上应用最多的是地高辛，口服 0.125 ~ 0.25mg/d，老年或低体重患者可 0.125mg/ 隔日口服。有条件时应监测血药浓度并及时进行剂量调整，地高辛的治疗药物浓度参考范围为 0.5 ~ 2.0ng/ml，当血药浓度超过 2.0ng/ml 容易出现不良反应。慢性心力衰竭患者一般选用中效制剂，危重或急性心力衰竭病例可选用速效制剂，待症状控制后，改用中效制剂维持。

4.禁用或慎用：①本品可通过胎盘，妊娠后期母体用量可能增加，分娩后 6 周剂量须渐减。②本品可通过乳汁排泄，哺乳期妇女应用须权衡利弊。③新生儿因其肾清除较低，对本品的耐受性不确定。早产儿与未成熟儿对本品敏感，剂量需减少，按其不成熟程度而适当减小剂量。④老年人肝肾功能不全、表观分布容积减小或电解质平衡失调者，对本品耐受低，须减量应用。⑤下列情况应禁用：强心苷制剂中毒；室性心动过速、心室颤动；梗阻性肥厚型心肌病（若伴心力衰竭或心房颤动仍可考虑）；预激综合征伴心房颤动或心房扑动。⑥下列情况应慎用：低钾血症；房室传导阻滞；高钙血症；甲状腺功能低下；缺血性心脏病；急性心肌梗死；心肌炎；肾功能损害。

5.常见不良反应：①新出现的心律失常，最常见者为室性期前收缩，心房颤动患者应用后可转变为窦性心律，若出现交界性心动过速或完全性房室传导阻滞应考虑洋地黄中毒。②胃肠道表现，如食欲下降、恶心、呕吐及腹胀等。③神经系统反应，如头痛、头晕、视力模糊，黄视和绿视等。

6.药物相互作用：①与肾上腺皮质激素、排钾利尿剂合用可因低钾血症导致洋地黄中毒；②与 β 受体阻滞剂、非二氢吡啶类药物合用应密切监测心率及心功能状态；③与抑酸药或吸附止泻药合用会抑制洋地黄类药物的吸收而降低其作用。

# 非洋地黄类正性肌力药物

包括 β 受体激动剂和磷酸二酯酶抑制剂两类，可短期应用，主要用于改善心力衰竭症状，无改善预后的证据。

## β 受体激动剂，如多巴酚丁胺（Dobutamine）

1.作用机制：通过选择性地作用于心肌 β1 受体，增强心肌收缩力，增加心输出量。对 α 和 β2 受体作用较弱，其心率增快和外周血管阻力降低作用弱于异丙肾上腺素，较少引起心动过速。

2. 适应证：各种原因引起的心肌收缩力减弱的心力衰竭。对于已经洋地黄化而仍处于心力衰竭状态的患者，或极易洋地黄中毒的顽固心力衰竭患者，可以使用多巴酚丁胺。

3. 用法：静脉滴注 2.5～10μg/（kg·min）。

4. 注意事项：①梗阻性肥厚型心肌病不宜使用，以免加重梗阻；②心房颤动患者慎用，多巴酚丁胺能加快房室传导，使心室率加快；③心肌缺血患者大量使用多巴酚丁胺有可能加重缺血；④低血容量时应用多巴酚丁胺应先纠正低血容量；⑤用药期间应严密监测心电图、血压、心率等。

5. 药物相互作用：①不宜与碳酸氢钠等碱性药物混合使用；②与β受体阻滞剂合用拮抗对β1受体的阻滞作用，导致α受体作用占优势，使外周血管阻力增加。

## 磷酸二酯酶抑制剂，如氨力农（Amrinon）

1. 作用机制：通过抑制环磷酸腺苷（c-AMP）在心肌细胞内的降解，而增加钙离子内流，发挥正性肌力作用。平滑肌细胞内 c-AMP 增加使钙离子减少从肌质网的释放，使肌浆内钙离子减少，血管平滑肌张力下降，血管扩张。

2. 适应证：适用于对洋地黄、利尿剂、血管扩张剂治疗无效或效果欠佳的各种原因引起的急、慢性顽固性充血性心力衰竭。

3. 用法：负荷量为 0.5～1.0mg/kg，5～10 分钟缓慢静脉注射，继续以 5～10μg/（kg·min）静脉滴注。

4. 注意事项：①不良反应较多，包括血小板减少（多见）、室性心律失常、腹痛、黄疸、恶心、呕吐、肌痛、多发性动脉炎等。②严重心力衰竭患者的心肌由于缺乏 c-AMP，故疗效反应差，无法改善运动耐量，长期应用增加病死率。③不宜用于严重瓣膜狭窄病变及梗阻性肥厚型心肌病患者。④急性心肌梗死或其他急性缺血性心脏病患者慎用。

5. 药物相互作用：①与丙吡胺合用可导致血压过低；②可加强洋地黄类药物的正性肌力作用。

# 第八节 抗血栓药

## 抗血小板药

目前常用的抗血小板药有三类：口服环氧化酶 –1 抑制剂（COX–1）、口服血小板 P2Y12 受体拮抗剂以及血小板膜糖蛋白 GP Ⅱ b/ Ⅲ a 抑制剂。

### 口服 COX–1 抑制剂: 阿司匹林

1. 常规剂量：75 ～ 150mg/d。

2. 常见不良反应：胃肠道反应、皮疹、出血、血细胞减少及过敏反应。肠溶阿司匹林对消化道的刺激较少。

药物相互作用：①与其他非甾体类消炎镇痛药合用，胃肠道不良反应包括溃疡和出血增加；②与抗凝药、溶栓药合用增加出血风险；③糖皮质激素增加水杨酸盐的排泄，必要时需增加剂量，长期合用，一旦激素减量或停药，可能发生水杨酸反应，增加溃疡及出血风险。

> 抗血栓药分为抗血小板药、抗凝药和溶栓药三大类。

### P2Y12 受体拮抗剂

常用 P2Y12 受体拮抗剂特点比较见表 17–1。

#### ★ 氯吡格雷（Clopidogrel）

是第二代噻吩并吡啶类药物。维持剂量为 75mg，1 次 / 日。

不良反应：消化道出血、中性粒细胞减少、腹痛、食欲减退、胃炎、便秘、皮疹等。偶见血小板减少性紫癜。

注意事项：①老年患者无须调整剂量。②可经乳汁分泌，故妊娠期妇女及哺乳期妇女用药应权衡利弊。③肝、肾功能损害者慎用。

药物相互作用：①与非甾体类消炎镇痛药合用增加胃肠道溃疡和出血等不良反应；②与抗凝药、溶栓药合用增加出血风险；③氯吡格雷需要经过细胞色素 P450 酶 CYP2C19 代谢成为活性产物，而奥美拉唑抑制 CYP2C19 活性，合用可能导致氯吡格雷的抗血小板作用降低。

表 17-1　常用 P2Y12 受体拮抗剂特点比较

|  | 氯吡格雷 | 普拉格雷 | 替格瑞洛 | 坎格雷洛 | 伊诺格雷 |
|---|---|---|---|---|---|
| 受体阻断程度 | 不可逆 | 不可逆 | 可逆 | 可逆 | 可逆 |
| 给药途径 | 口服 | 口服 | 口服 | 静脉 | 静脉及口服 |
| 给药频率 | 1 次/日 | 1 次/日 | 2 次/日 | 微量泵持续 | 微量泵及口服 2 次/日 |
| 药物前体 | 是 | 是 | 否 | 否 | 否 |
| 起效时间 | 2～8 小时 | 30 分钟～4 小时 | 30 分钟～4 小时 | 2 分钟 | ＜15 分钟 |
| 失效时间 | 7～10d | 7～10d | 3～5d | 30～60 分钟 | 静脉50分钟，口服12 小时 |
| 与 CYP 代谢药物相互作用位点 | CYP2C19 | 无 | CYP3A4/5 | 无 | 无 |
| 适应证 | 行 PCI 的 ACS 及稳定型冠心病 | 行 PCI 的 ACS | ACS | 2015 年 FDA 批准用于 PCI，国内尚无 | 尚在临床试验阶段 |

注：经皮冠状动脉介入治疗（percutaneous coronary intervention, pci），急性冠状动脉综合征（acute coronary syndrom, acs），细胞色素蛋白（cytochrome proteins, cyp）。

★ 替格瑞洛（Ticagrelor）

为非噻吩并吡啶类，非前体药物，无须代谢活化。比氯吡格雷起效更快、疗效更强。半衰期 8～12 小时，国外推荐剂量为 90mg，2 次/日。

不良反应：呼吸困难及鼻出血、消化道出血等为常见不良反应。

注意事项：①禁用于出血高危患者、有出血性卒中或颅内出血史患者、重度肝功能障碍患者；②有哮喘和（或）慢性阻塞性肺疾病（COPD）病史的患者应慎用替格瑞洛；③病态窦房结综合征或未安装起搏器的高度房室传导阻滞患者慎用；④ 75 岁以上、中度 / 重度肾损害患者需定期监测肾功能。

药物相互作用：替格瑞洛主要经 CYP3A4 代谢，应避免与 CYP3A4 强效抑制剂（酮康唑、伊曲康唑、伏立康唑、克拉霉素等）联合使用，以免增加出血风险。与 CYP3A4 强效诱导剂（利福平等）联合使用降低替格瑞洛的抗栓疗效。

### ★ 普拉格雷（Prasugrel）

国内尚未面市，是第三代噻吩并吡啶类药物。比氯吡格雷起效更快、抗血小板作用更强，对于 ST 段抬高的心肌梗死（STEMI）、糖尿病及血栓复发等高危患者，其净获益优于氯吡格雷，出血发生率增加。普拉格雷的疗效不受肝细胞色素酶基因多态性及质子泵抑制剂等药物相互作用的影响。使用剂量为 10mg，1 次 / 日。对体重低于 60mg 的患者剂量可为每天 5mg。

不良反应：①有较高的出血风险，临床使用中应注意识别血栓高危患者和出血风险高危人群。②有卒中病史的患者服用普拉格雷时发生再次卒中的可能性更高。

注意事项：普拉格雷禁用于出血高危患者、伴有卒中或短暂脑缺血发作病史患者。普拉格雷不推荐使用于 75 岁以上的老年以及低体重患者。

### ★ 坎格雷洛（Cangrelor）

是一种非噻吩并吡啶类 P2Y12 受体拮抗剂，在体内不经代谢就能产生活性。只有静脉制剂，需要用微量泵在经皮冠状动脉介入治疗（PCI）期间持续输注。不依赖 CYP3A4 代谢，作用迅速，半衰期 35 分钟，20 分钟后作用完全消失，60 分钟内血小板功能可完全恢复。最常见不良反应是出血。目前国内尚无，临床经验有限。

药物相互作用：坎格雷洛输注期间不能与氯吡格雷或普拉格雷等 P2Y12 受体拮抗剂或血小板 GP Ⅱ b/ Ⅲ a 受体拮抗剂合用。

## 血小板 GP Ⅱ b/ Ⅲ a 抑制剂

静脉注射的 血小板 GP Ⅱ b/ Ⅲ a 抑制剂（阿昔单抗，埃替非巴肽，替罗非班）可通过与纤维蛋白原及血管性血友病因子（vWF）竞争血小板 GP Ⅱ b/ Ⅲ a 受体，从而阻断血小板聚集的最后通路。这类药物起效快，可用于接受 PCI 高危 ACS、血栓负荷重或反复发生血栓患者的追加治疗。因其出血并发症发生率增加而使临床应用受限。

# 抗凝药

常用的抗凝药物有间接凝血酶抑制剂，如针对 II a 和 X a 因子的普通肝素和低分子肝素；直接凝血酶抑制剂，如水蛭素、重组水蛭素、阿加曲班和达比加群；选择性凝血因子 X a 抑制剂，如利伐沙班及维生素 K 拮抗剂华法林等。

## 普通肝素 (UFH)

主要用于急性血栓栓塞性疾病、弥散性血管内凝血等，还可用于体外抗凝。

不良反应：①自发性出血倾向是肝素使用最主要的危险；②可引起血小板减少，长期使用可能因抗凝血酶Ⅲ耗竭而诱发血栓形成；③长期使用可导致骨质疏松；④过敏反应。

注意事项：①使用过程需根据部分凝血活酶时间调整用量和时间；②过量时以鱼精蛋白中和。

## 低分子肝素 (LMWH)

是肝素的短链制剂，取代了绝大多数普通肝素的适应证，用于预防手术后血栓栓塞、深静脉血栓形成、肺栓塞、血液透析时体外循环的抗凝剂、末梢血管病变等。对 X a 因子抑制作用比 II a 因子强，较普通肝素抗凝效果好，使用方便，不良反应少。

不良反应：出血、注射部位瘀点、瘀斑、血小板减少等。

注意事项：鱼精蛋白可部分中和低分子量肝素。一般不需监测，疗效判断可测抗 X a 因子活性。

药物相互作用：①肝素和低分子肝素与其他抗凝或抗血小板药物合用可加重出血风险；②与肾上腺皮质激素等合用可增加溃疡出血的风险。

## 华法林（Warfarin）

是维生素 K 拮抗剂，抑制凝血酶原、Ⅶ、Ⅸ 和 X 因子的生理合成，使凝血酶原时间延长，对已经合成的凝血因子无影响，在体外无抗凝作用。通常服药 3～5 天后才能发挥抗凝作用。

不良反应：①出血，最常见为鼻衄、齿龈出血、皮肤瘀斑、血尿、子宫出血、便血、伤口及溃疡处出血等；②恶心、呕吐、腹泻、瘙痒性皮疹、过敏反应和皮肤坏死等。

注意事项：需监测凝血指标国际标准化比值（INR），多种药物、食物均可影响其抗凝效果。使用过程中如果出血，可用维生素 K 对抗，必要时输入新鲜血浆或全血。虽然华法林抗凝治疗疗效肯定，但其出血风险高，安全范围小和需要长期监测 INR。这些局限性不利于华法林的临床使用。

药物相互作用：①阿司匹林、磺胺类药物等与华法林竞争结合血浆蛋白，可增强抗凝作用；②氯霉素、甲硝唑和西咪替丁等肝细胞色素酶抑制剂可增加华法林的血药浓度；③利福平等是肝细胞色素酶的诱导剂，可降低华法林的抗凝作用；④维生素 K、口服避孕药和雌激素等可促进 Ⅱ、Ⅶ、Ⅸ、X 因子合成，拮抗华法林的作用。

## 达比加群（Dabigatran）

为直接凝血酶抑制剂，除有抗凝作用外还具有抑制血小板聚集和抗炎作用。达比加群可有效预防心房颤动和全身血栓栓塞，至少与华法林同样有效，甚至效果更佳；与华法林比较，脑出血的发生率明显降低，但胃肠道出血未减少。

推荐剂量：110mg～150mg，2 次 / 日；老年、肾功能不全患者推荐剂量 110mg，2 次 / 日。

不良反应：最常见不良反应是出血、消化道症状，包括腹痛、腹泻、消化不良等。偶见贫血、血小板减少、过敏。

注意事项：①代谢无须细胞色素 P450 酶参与且不与血浆蛋白结合，故较少与其他药物或食物发生相互作用，药物之间相互作用的风险较低；②治疗过程中不需频繁监测凝血功能和调整给药剂量；③肾小球滤过率 <30ml/（min·1.73m$^2$）、影响血流动力学的瓣膜病房颤患者慎用。

达比加群酯的特异性逆转剂依达赛珠单抗（Idarucizumab）于 2015 年 10 月获得美国 FDA 批准，已在我国上市。这是一种单克隆抗体片段，其结合达比加群的效力强于达比加群结合凝血酶的效力，能够逆转达比加群酯的抗凝效应。

药物相互作用：①与其他抗凝、抗血小板药合用可能增加出血风险；②达比加群酯是转运体 P 糖蛋白（P-gp）的底物，与强效 P-gp 抑制剂的联合使用会导致达比加群血药浓度升高。其中环孢素、全身性酮康唑、伊曲康唑、他克莫司和决奈达隆与达比加群禁忌联合使用。③与 P-gp 诱导物，如利福平、卡马西平或苯妥英等联合使用会降低达比加群的血药浓度。

## 利伐沙班（Rivaroxaban）

为直接 Xa 因子抑制剂。主要用于预防髋关节和膝关节置换术后患者深静脉血栓（DVT）和肺栓塞（PE）的形成，预防非瓣膜性心房纤颤患者卒中和非中枢神经系统性栓塞等。

推荐剂量：口服利伐沙班 10～20mg/d，1～2 次/日。

不良反应：出血、贫血、恶心、γ-谷氨酰转肽酶和转氨酶升高是较为常见的不良反应。

注意事项：①为口服制剂，使用方便，与常用药物（包括乙酰水杨酸、非甾体类抗炎药及地高辛）间的相互作用较小；②不需要监测 APTT 或监测 Xa 因子；③肾小球滤过率 <30ml/（min·1.73m$^2$）患者慎用。Andexanet alfa 是 2018 年美国 FDA 批准的首个拮抗 Xa 因子抑制剂的药物，用于逆转危及生命或无法控制的出血，但国内尚未面世。

药物相互作用：利伐沙班通过 CYP3A4、CYP2J2 等机制进行代谢，还是转运蛋白 P-gp 的底物。CYP3A4 和 P-gp 的强效抑制剂，包括酮康唑、伊曲康唑、伏立康唑、克拉霉素等会使利伐沙班血药浓度升高；强效 CYP3A4 诱导剂利福平等会降低利伐沙班的抗栓效果。

# 溶栓药

溶栓药物通过将纤溶酶原转变为纤溶酶激活纤溶,将已经形成的血栓溶解。应用溶栓药治疗血栓性疾病的方法称溶栓疗法,主要用于不具备急诊冠状动脉介入治疗条件的急性 ST 段心肌梗死或急性缺血性卒中患者,可降低患者病死率、缩小梗死范围、改善心功能,对提高患者生活质量具有重要意义。常用的溶栓剂见表 17-2。

**表 17-2　常用的溶栓剂**

|  | 剂量与方法 | 负荷剂量 | 抗原性及过敏反应 | 全身纤维蛋白原消耗 | 90 分钟血管开通率(%) | TIMI3 级血流(%) |
|---|---|---|---|---|---|---|
| 链激酶 | 150 万 U(30～60分钟) | 无需 | 有 | 明显 | 50 | 32 |
| 尿激酶 | 150 万 U(30分钟) | 无需 | 无 | 明显 | 53 | 28 |
| 阿替普酶 | 100mg(90分钟) | 需 | 无 | 轻度 | > 80 | 54 |

注: 表格摘自《瑞替普酶(重组人组织型纤溶酶原激酶衍生物)用于急性 ST 段抬高型心肌梗死溶栓治疗中国专家共识》。

## 链激酶(Streptokinase)

与纤溶酶原结合成复合物,裂解肽链,形成纤溶酶而激活纤溶系统。

使用剂量:用于急性心肌梗死时 150 万 U 溶于 5% 葡萄糖液 100ml 内,于 1 小时内静脉滴注完毕。

不良反应:①最大缺点是对人体有抗原性,可给予异丙嗪、地塞米松等预防;②对纤维蛋白无特异结合作用,可引起全身性纤溶酶激活,导致血浆纤维蛋白原下降,引起出血。③发热、寒战、头痛等。

## 尿激酶(Urokinase)

直接作用于内源性纤维蛋白溶解系统,催化裂解纤溶酶原成为纤溶酶而发挥溶栓作用。无抗原性,很少引起过敏反应,同一患者可反复用药。

使用剂量：150 万 U 溶于 100ml 生理盐水，30 分钟内静脉滴注。

不良反应：出血、过敏、发热、恶心、呕吐、食欲不振、疲倦、可出现转氨酶升高。

## 重组组织纤维蛋白溶酶原激活剂（阿替普酶，rt-PA）

对纤维蛋白血栓有特异性的选择性溶栓作用，而全身性溶栓作用小，不会引起高纤维溶酶血症，出血风险较小。另外，也不具有抗原性，可重复使用。

剂量：静脉注射 15mg，随后 0.75 mg/kg，在 30 分钟内持续静脉滴注（通常不超过 50mg），继之 0.5mg/kg 于 60 分钟内持续静脉滴注（通常不超过 35mg），总剂量不超过 100mg。

不良反应：出血、血压下降、恶心、呕吐、发热等。

## 瑞替普酶（reteplase，r-PA）

目前国内临床应用的瑞替普酶通用名为重组人组织型纤溶酶原激酶衍生物或注射用瑞替普酶，属第三代溶栓药物，血管开通率高，临床应用方便，无抗原性及过敏反应。

## 参考文献

1. January CT, Wann LS, Calkins H, et al. 2019 AHA/ACC/HRS Focused Update of the 2014 AHA/ACC/HRS Guideline for the Management of Patients With Atrial Fibrillation. Circulation, 2019. [Epub ahead of print]

2. 瑞替普酶用于急性 ST 段抬高型心肌梗死溶栓治疗中国专家. 瑞替普酶（重组人组织型纤溶酶原激酶衍生物）用于急性 ST 段抬高型心肌梗死溶栓治疗中国专家共识. 中华内科杂志，2016，55（7）：572-577.

# 第九节　抗心律失常药

## Ⅰ类

1. Ⅰa类：适度阻滞钠通道。代表药物有奎尼丁、普鲁卡因胺。属广谱抗心律失常药，即对室上性和室性心律失常均有效，但此类药物有致心律失常的作用，不能改善患者预后，现已少用。

> 通常所说的抗心律失常药，主要指治疗快速心律失常的药物。根据药物作用的电生理特点将这些药物分为四类。

2. Ⅰb类：轻度阻滞钠通道。代表药物有利多卡因、莫雷西嗪。其中利多卡因对心房肌无效，仅适用于室性心律失常。莫雷西嗪对室上性和室性心律失常均有效。

3. Ⅰc类：明显阻滞钠通道。代表药物有普罗帕酮（心律平）。用于治疗室性、室上性心律失常及心房扑动、心房颤动。

## Ⅱ类

即 β 受体阻滞剂。主要适用于交感神经兴奋所致的室上性或室性心律失常；为甲亢、嗜铬细胞瘤和遗传性 Q-T 间期延长综合征所致的快速性心律失常的首选药物。有关药物详见 β 受体阻滞剂部分。

## Ⅲ类

属于钾离子通道阻滞剂，可延长心肌细胞动作电位时程，延长复极时间和有效不应期，有效地终止各种微折返。不足之处是心外不良反应较多。

★ **胺碘酮（Amiodarone，可达龙）**

可用于室上性、室性心律失常。对心房颤动、心房扑动和室上性心动过速效果良好，对反复发作、常规药无效的顽固性室性心律失常也有效。因具有冠脉舒张和减少心肌耗氧的作用，因此也适用于冠心病并发的心律失常。本药口服后吸收缓慢。

用法：①口服200mg/次，3次/日，1～2周后改为200～400mg/d。②静脉滴注：75～150mg，稀释后静脉注射10分钟，以后维持静脉滴注，在初始6小时内以1mg/min速度给药，随后18h内以0.5mg/min速度给药，在第一个24小时内用药总量一般控制在2000mg以内。

不良反应：窦性心动过缓、Q-T间期延长、房室传导阻滞、甲状腺功能异常、胃肠道症状、角膜色素沉着、肺间质纤维化、共济失调等。

注意事项：①对碘过敏者对本品也可能过敏；②可以通过胎盘进入胎儿体内，孕妇使用时应权衡利弊；③可从乳汁中分泌，服本品者不宜哺乳；④用药期间应注意随访检查血压、心电图、肝功能、甲状腺功能、肺功能、肺部X线片和眼科。

药物相互作用：①增加华法林的抗凝作用；②增加其他抗心律失常药物对心脏的作用；③与β受体阻滞剂、非二氢吡啶类钙拮抗药合用可加重窦性心动过缓、窦性停搏及房室传导阻滞；④增加洋地黄类血药浓度，并加强对窦房结和房室结的抑制作用。

### ★ 索他洛尔（Sotalol）

是具有Ⅲ类抗心律失常药物，延长动作电位时程兼有β1、β2受体阻滞作用，为广谱抗心律失常药物，对室上性、室性心律失常均有较好的疗效。

常用剂量：①口服，160mg/d（分2次口服），根据情况，可隔周调整剂量，有效剂量范围：160～640mg/d。②静脉注射，每次1.5～2.0mg/kg，或每次20～60mg，注射时间不少于10分钟。

不良反应：低血压、心动过缓、传导阻滞、疲倦、呼吸困难、无力、眩晕。

注意事项：①索他洛尔能使Q-T间期延长，故应避免与能延长Q-T间期的药物合用；②有支气管痉挛性疾病的患者避免使用本品；③伴有病窦综合征的患者用本品时应谨慎，谨防引起严重窦性心动过缓、传导阻滞或窦性停搏；④因其具有 β 受体阻滞剂作用，可抑制心肌收缩力，因此，心功能不全患者慎用。

药物相互作用：①禁忌与 I a 类抗心律失常药，如丙吡胺、奎尼丁和普鲁卡因胺以及其他Ⅲ类药物合用；②与排钾利尿剂合用，可发生低钾血症或低镁血症，增加尖端扭转型室速发生的可能；③β2 受体激动剂如沙丁胺醇、特布他林和异丙肾上腺素与本药合用时应增加剂量；④与已知能延长 Q-T 间期的药物如三环类抗抑郁药等合用应极为谨慎。

# Ⅳ类

非二氢吡啶类钙拮抗药，代表药物有维拉帕米和地尔硫䓬。通过延长房室结有效不应期而有效终止房室结折返性心动过速，减慢心房颤动的心室率，也能终止维拉帕米敏感的室性心动过速，但负性肌力作用较强，心功能不全时禁用。

不良反应：①眩晕、心动过缓、房室传导阻滞，偶见浮肿、低血压；②疲倦、头痛、睡眠障碍；③胃肠道不适、便秘、腹痛；④转氨酶、碱性磷酸酶升高。

注意事项：①孕妇、哺乳期女性及肝肾功能不全者慎用；②病态窦房结综合征、Ⅱ度及以上房室传导阻滞、低血压、急性心肌梗死及充血性心力衰竭者禁用。

药物相互作用：①维拉帕米和地尔硫䓬是 CYP3A4 的抑制剂，可以影响经 CYP3A4 代谢的其他药物的血药浓度。②同时应用对心脏收缩和（或）传导有影响的药物，如洋地黄、β 受体阻滞剂等，可能发生协同作用。

## 第十节　固定复方制剂

几种活性物质组合在一个单独的药物制剂中就称为固定复方制剂。一般多由 2 种不同作用机制的药物组成，多数每天服用 1 次，每次 1 片，服用方便，可以提高患者依从性。

## ACEI/ARB +噻嗪类利尿剂

噻嗪类利尿剂的不良反应是激活肾素—血管紧张素—醛固酮系统（RAAS），可造成一些不利于降压的负面作用。而与 ACEI 或 ARB 联用则可抵消此不利因素。此外，ACEI 和 ARB 可使血钾水平上升，能够防止噻嗪类利尿剂长期应用所致的低血钾等不良反应。联合治疗有协同作用，有利于改善降压效果。常用剂型及用法见表 17-3。

表 17-3　常用剂型及用法

| 主要组分 | 组合剂量 | 服法 | 不良反应 |
|---|---|---|---|
| 氯沙坦钾 / 氢氯噻嗪 | 50/12.5mg | 1 次 / 日 | 偶见血管神经水肿、低血钾 |
| | 100/12.5mg | 1 次 / 日 | |
| 缬沙坦 / 氢氯噻嗪 | 80/12.5mg | 1 次 / 日 | 偶见血管神经水肿、低血钾 |
| | 160/12.6mg | 1 次 / 日 | |
| 厄贝沙坦 / 氢氯噻嗪 | 150/12.5mg | 1 次 / 日 | 偶见血管神经水肿、低血钾 |
| | 300/12.5mg | 1 次 / 日 | |
| 替米沙坦 / 氢氯噻嗪 | 40/12.5mg | 1 次 / 日 | 偶见血管神经水肿、低血钾 |
| | 80/12.5mg | 1 次 / 日 | |
| 卡托普利 / 氢氯噻嗪 | 10/6mg | 1 次 / 日 | 咳嗽，偶见血管神经水肿、低血钾 |
| 贝那普利 / 氢氯噻嗪 | 10/12.5mg | 1 次 / 日 | 咳嗽，偶见血管神经水肿、低血钾 |
| 培哚普利 / 吲达帕胺 | 4/1.25mg | 1 次 / 日 | 咳嗽，偶见血管神经水肿、低血钾 |
| 赖诺普利 / 氢氯噻嗪 | 10/12.5mg | 1 次 / 日 | 咳嗽、低血钾 |

## ACEI/ARB+ 二氢吡啶类钙拮抗药

二氢吡啶类钙拮抗药具有直接扩张动脉的作用，ACEI/ARB 通过阻断 RAAS，既扩张动脉，又扩张静脉，故两药具有协同降压作用。ACEI 或 ARB

也可部分阻断 CCB 所致的反射性交感神经张力增加、心率加快和踝部水肿等不良反应。常用剂型及用法见表 17-4。

表 17-4　常用剂型及用法

| 主要组分 | 组合剂量 | 服法 | 不良反应 |
|---|---|---|---|
| 缬沙坦 / 氨氯地平 | 80/5mg | 1 次 / 日 | 头痛、踝部水肿、偶见血管神经水肿 |
| 贝那普利 / 氨氯地平 | 10/5mg | 1 次 / 日 | 头痛、踝部水肿、偶见血管神经水肿 |

# 其他

### ★ 氨氯地平阿托伐他汀钙片（多达一）

含苯磺酸氨氯地平 5mg 和阿托伐他汀钙 10mg，兼具降压和降胆固醇作用。

### ★ 复方降压片

主要成分：利血平，氢氯噻嗪，双肼苯哒嗪，非那根，利眠宁等。价廉，降压疗效好。不良反应较多，常见心悸、头痛、嗜睡、胃酸分泌增加、低血钾、周围神经炎等。长期服用可以引起消化性溃疡、抑郁状态，胃及十二指肠溃疡者慎用。适于经济状态不佳的高血压患者。

### ★ 北京降压 0 号（复方利血平氨苯蝶啶片）

主要成分：氢氯噻嗪，氨苯蝶啶，硫酸双肼屈嗪，利血平。

主要不良反应：恶心、头胀、乏力、鼻塞、嗜睡等，长期服用可以引起消化性溃疡、抑郁状态，胃及十二指肠溃疡者慎用。

## 第十一节　其他心血管药物

### 尼可地尔（Nicorandil）（喜格迈）

1. 作用机制：阻止细胞内钙离子内流，增加细胞膜对钾离子的通透性，扩张冠状血管，持续性增加冠状动脉血流量，抑制冠状动脉痉挛，用于冠心病心绞痛的治疗。

2. 用法：每次 5mg，3 次 / 日。

3. 不良反应：①常见有头痛、头晕、耳鸣、失眠等反应；②腹痛、腹泻、食欲不振、消化不良、恶心、呕吐、便秘等胃肠道反应；③心悸、乏力、颜面潮红、下肢浮肿，还可引起反射性心率加快，严重低血压等反应。

4. 注意事项：①服用本药剂时有可能出现肝功能异常；②青光眼患者有可能导致眼内压上升；③在服用本制剂初期，可能会由于血管扩张作用而引起搏动性头痛，需要采取减量或中止给药等适当的处置；④与西地那非等具有磷酸二酯酶 5 阻断作用的药物合用可导致血压过度下降，应避免合用。

### 伊伐布雷定（Ivabradine）

1. 作用机制：是窦房结 If 电流选择特异性抑制剂，对窦房结有选择性作用，单纯减缓心率，对心脏内传导、心肌收缩或心室复极化无作用。不会引起呼吸道痉挛、心动过缓等不良反应或反跳现象。

2. 适应证：用于窦性心律且心率 ≥ 75 次 / 分钟、伴有心脏收缩功能障碍的 NYHA Ⅱ～Ⅳ级慢性心力衰竭患者。与标准治疗、包括 β 受体阻滞剂合用，或用于禁忌或不能耐受 β 受体阻滞剂者。

3. 用法：起始剂量 5mg，2 次 / 日，餐时服用。老年患者可从 2.5mg，2 次 / 日开始。每 2 周根据心率和症状调整剂量。

4. 不良反应：①最常见的不良反应包括光幻视（闪光现象）和心动过缓，呈剂量依赖性；②头痛、头晕、视力模糊等；③心房颤动发生率增加。

5. 注意事项：①开始治疗前和调整剂量时应考虑配合连续监测心率、动态心电图等，以明确静息心率；②对心律失常没有预防或治疗作用，对快速性心律失常无效。

6. 药物相互作用：①避免与延长 Q-T 间期的药物合用；②与排钾利尿剂合用容易因电解质紊乱诱发心律失常；③ CYP3A4 的抑制剂或诱导剂会影响伊伐布雷定的药效。

## 盐酸曲美他嗪（Trimetazidine）（万爽力）

1. 作用机制：是脂肪酸氧化抑制剂，通过调节游离脂肪酸 / 葡萄糖氧化的供能平衡，维持缺血心肌细胞的能量代谢，改善心肌氧的供需平衡。

2. 用法：平片 3 次 / 日，每次 20mg，三餐时服用。缓释片 35mg，2 次 / 日，早晚餐时服用。

3. 不良反应：①头晕、食欲不振、皮疹等；②恶心、呕吐等胃肠道不适；③极罕见帕金森病症状，如震颤，强直和运动不能；④对辅料日落黄、胭脂红等过敏反应。

4. 注意事项：①不能作为心绞痛发作时缓解症状的紧急用药，急性心肌梗死、直立性低血压、颅内压增高者慎用；②帕金森病、帕金森综合征、震颤、不宁腿综合征等存在运动障碍患者禁用；③严重肾功能不全（肌酐清除率 < 30ml/min）患者慎用；④列入世界反兴奋剂机构禁用清单，运动员慎用。

## 辅酶 Q10（Coenzyme Q10，Co-Q10）

1. 辅酶 Q10 称泛醌，具有促进氧化磷酸化反应和保护生物膜结构完整性的功能，尚缺乏获益的大规模临床研究证据。主要用于心肌炎、心功能不全、缺血性心脏病、他汀类药物相关肌病等的辅助治疗。

2. 用法：常规剂量为每日 100 ～ 300mg/d，餐后服用。

3. 不良反应：可有胃部不适、食欲减退、恶心、腹泻、心悸，偶见皮疹。

4. 注意事项：①不良反应较少，通常不需要停药；②为辅助性治疗药物，不能代替心脏病的治疗药物。

## 银杏叶提取物（Ginkgo Biloba Extract Powder）

1. 发挥疗效的主要成分包括银杏黄酮甙、萜类内酯（银杏内酯、白果内酯）等，主要用于脑血管、心血管及周围血管循环障碍。

2. 用法：有口服制剂和静脉制剂。口服制剂每片 40mg（其中银杏黄酮苷 9.6mg，萜类内酯 2.4mg），2～3 次 / 日，1～2 片 / 次；静脉制剂 17.5mg/（5ml/支），1～2 次 / 日，2～4 支 / 次。最大剂量 5 支 / 次，2 次 / 日。

3. 不良反应：胃肠道不适、头痛、过敏反应、血压降低等。

4. 注意事项：①品种较多，制剂的质量影响药物疗效。②质量合格的银杏叶提取物不良反应较少。

呵护❤健康

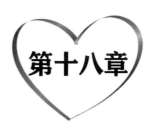

# 第十八章

# 心血管疾病常用的检查方法

心血管疾病的检查对心血管疾病的临床诊断、危险分层、治疗方案选择以及预后判断中有重要意义。了解些心血管疾病的检查方法，能及时的发现病情并早期治疗，对患者来说是非常有益的。本章主要介绍心血管疾病常用的检查方法，包括心电图检查、运动心电图试验、运动心肺功能检查、动态心电图等内容，希望对患者有所帮助。

# 第一节　心电图检查

心脏在跳动时，伴有电活动，自体表描记出这种电活动，就得到了心电图。心电图可以反映心脏电活动状态，进而推断心脏结构和功能状态，是诊断心脏疾病最基本、最简单和最常用的方法。

正常心电图是由一组波形构成，由前到后依次称之为 P 波、QRS 波、T 波、U 波（图 18-1）。

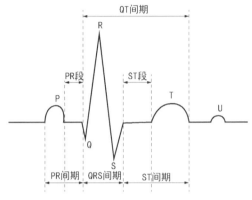

图 18-1　正常心电图的波形

通过对这些波形态、时程的分析，医师可以获取心脏状态的多种信息。

心电图对于诊断心房与心室的扩大与肥厚、心肌梗死、心肌缺血、肺栓塞、心肌病、心律失常等多种心脏疾病均具有重要意义。通过心电图可以对部分心脏疾病做出明确诊断，很多情况下只能作为筛查指标，还需要借助于其他检查明确诊断。有时需要连续多次复查心电图观察心电图的变化以明确判断。比如急性心肌梗死，有时在刚起病时心电图可以没有明显变化，或者变化并不典型，但心电图会很快的发生变化，在心肌梗死极早期，往往需要多次复查心电图才能够确诊。

常规的心电图有 12 个导联，通过放置在四肢的电极板和胸前的 6 个电极获得电信号，分别称为 Ⅰ、Ⅱ、Ⅲ、aVL、aVR、aVF、$V_1 \sim V_6$ 导联。进行心电图检查时需安静平卧，平稳呼吸，暴露出需要放置导联的身体部位即可。皮肤过于干燥时影响电极和皮肤接触，干扰心电图图形，需要在电极和皮肤接触的部位涂抹可以导电的液体以改善心电图质量。

心电图是重要的病历资料，应该妥善保管。目前的心电图多在热敏纸上记录，这种纸不易保存，时间长了之后会变得模糊不清，做完心电图后可将结果拍照、扫描或复印，以便于长期保存。

# 运动心电图试验

心电图可以反映心肌缺血，许多冠心病患者尽管冠状动脉已存在严重病变，但静息心电图可以完全正常。在这种情况下，可通过增加心脏的负荷来检查患者是否存在心肌缺血，相当于人为地增加心脏的负担，然后检测心脏在高负荷工作时的状态。增加心脏负荷的办法包括肢体运动和使用特殊的药物，同时监测心电图，都是冠心病很好的筛查试验。因运动负荷试验应用更简单、安全，临床应用更加广泛。除了可以用来筛查冠心病，运动心电图还可以作为冠心病治疗方式选择的重要依据，比如介入医师在冠脉造影完成后，决定是否需要给患者植入支架时，经常会参考运动心电图的结果。此外，运动心电图试验还可以用于评价冠心病患者治疗效果，并作为一种长期复查的手段。

并不是所有的患者都适合进行运动心电图检查，对于急性心肌梗死、不稳定型心绞痛、严重的心律失常如高度房室传导阻滞、急性心肌炎、急性心包炎、严重主动脉狭窄或肥厚型梗阻性心肌病等患者，进行运动负荷心电图检查的风险极高，甚至会诱发猝死。而对于大部分没有禁忌证的患者来说，运动心电图通常都是十分安全的。

运动心电图最常使用的运动方式包括平板跑步及踏车运动。平板运动心电图检查时类似于在跑步机上跑步，检查过程中跑步机的坡度和速度会逐渐增加（图18-2）；踏车运动心电图是通过模仿骑自行车的方式进行心脏负荷试验，检查时受试者是坐位或者半卧位的，检查的过程中踏车的阻力逐渐增加，这种方式可能更适合于年龄偏大的老年患者（图18-3）。

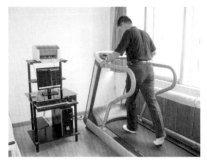

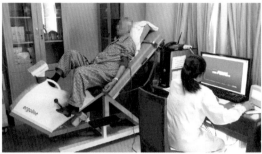

图 18-2　平板运动心电图　　　　图 18-3　踏车运动心电图

如果运动中出现了典型心绞痛症状，或有典型的缺血性 ST 段改变，或者心率及血压反应不正常，那么运动心电图就是阳性的，提示可能存在心肌缺血。当然，运动心电图阳性也不一定就是严重的冠心病，此检查的结果仍需要经过医师综合判断以决定进一步的检查方案和治疗措施。对同一名患者而言，将运动心电图作为筛查手段，后续定期复查以动态观察变化，往往具有更大的临床意义。

## 第三节　心肺运动功能检查

## 什么是心肺运动功能试验？

心肺运动功能试验（CPX）是在不同运动负荷时测定人体氧的摄取量和二氧化碳的排出量等气体交换指标，同时测量心电图、心率、血压、脉氧等指标。心肺运动功能试验不同于运动心电图负荷试验，也不同于静态肺功能，而是把心功能和肺功能融为一体。其是心肺疾病诊断及康复风险评估的重要手段，也是心肺储备功能检测的"金标准"。

心肺运动功能试验的整体检查过程与运动心电图负荷试验相似，检测包括两个部分：即心电图负荷试验和气体代谢分析。心电图负荷试验用于诊断冠心病心肌缺血，气体代谢分析可对心、肺，细胞代谢，血红蛋白携氧，血管－肌肉等系统进行功能评价。心肺运动功能试验可探讨运动受限的原因，提示参与运动代谢的肺－心血管－血液－肌肉系统中存在的问题，可以定量评价心、肺功能（图18-4）。

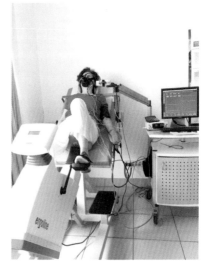

图 18-4　运动心肺检查

## 心肺运动功能试验的应用

心肺运动功能试验主要用于评估受试者运动耐力下降和呼吸困难的原因，评估心脏病或呼吸系统疾病的严重程度，预测风险、指导康复运动，进行外科手术前的风险评估及运动风险评估等。根据临床需求，可选择多种不同的运动方案，常用症状限制性递增功率踏车运动方案。

# 第四节　动态心电图检查

普通心电图检查存在着明显的不足之处，一次心电图检查只能记录数秒钟的心电信息，有时候会错过一些心电改变，并不能反映出心脏疾病的全貌。对于一些发作性的心脏疾病，比如心绞痛、早搏、阵发性心动过速、间歇性心动过缓等，在非发作期的心电图可能完全正常。

动态心电图（Holter）可以弥补普通心电图的以上不足，检查时连续记录心电图，就可以记录到受检者日常情况下（包括工作、活动、休息、睡眠、情绪变化等）的长时间心电图。一般的动态心电图记录 24 小时的心电信息，有时候为了发现一些很少发作的疾病，记录的时间可能会延长至 1 周。动态心电图现已成为监测、诊断和研究心血管疾病重要的检查之一。

动态心电图主要应用于以下几个方面：明确一天中的心率快慢，发现最快心率、最慢心率和平均心率，从而调整相关用药，决定是否需要起搏器等治疗；发现有没有心律失常，是什么类型的心律失常，以及心律失常什么时候发作，发作是否频繁，在心律失常接受治疗之后，动态心电图可以评价治疗的效果，调整用药剂量；检查是否有冠心病引起的心肌缺血；对于不明原因晕倒的患者，动态心电图可以帮助判断原因，结合记录的症状，可以帮助判断晕倒是否和心脏有关；对于已经植入了起搏器的患者，动态心电图可以判断起搏器的状态，判断起搏器工作是否正常。

动态心电图检查时，先将数个电极片粘贴于受检者的身体表面，然后通过导线将电极与动态心电图记录仪连接（图 18-5），受检者将动态心电图记录仪佩带在身上（图 18-6）。进行 Holter 检查期间不影响受检者日常活动，可

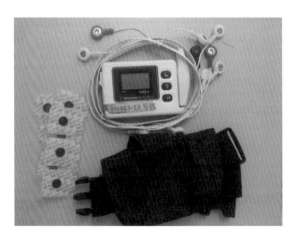
图 18-5　动态心电图记录仪

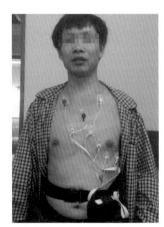
图 18-6　动态心电图检查

以按照日常的生活习惯继续运动、工作等，但剧烈的活动可能会导致导联脱落、记录的心电图干扰大，影响最终结果的判断。在检查期间，最好随身携带纸和

笔，如果有不舒服的症状出现，随时记录下时间、目前是安静还是活动状态、有什么症状等信息，这些都可能会成为医师的参考。医师会根据出现症状的时间，查询当时的心电图，以期发现引起症状的真正原因。

第五节　动态血压监测

　　某些患者平时无不舒服的症状，也没测量过血压，或者偶尔测量血压正常，就认为自己没有高血压。但在某次体检，或者去医院看病时，医师测量的血压明显升高。而回到家中，自行复测血压时，血压仍然正常。此时，需要借助于 24 小时血压监测确诊是否有高血压。某些正在服药治疗的高血压患者，为了监测药物治疗的效果，每天中午、下午自测血压都在正常范围内，仅表现为夜间或清晨血压升高，自测血压并不能反映血压控制的真实情况。

　　24 小时动态血压监测即动态血压监测采用连续血压测量，每隔 30 ～ 60 分钟自动测量一次血压，可以显示受检者日常血压变化（包括工作、活动、休息、睡眠、情绪变化等），现已成为诊断和研究高血压重要的无创伤性检查手段之一。动态血压监测时，先将测量血压的袖带固定于受检者上肢，动态血压自动测量仪可随身佩带，不影响正常的生活与工作，按照预先设置定时自动测量血压，一般测量 24 小时后将数据输入计算机，即可获得 24 小时血压和心率情况（图 18-7）。与偶测血压相比，24 小时动态血压监测更真实地反映了血压水平，能识别偶测血压正常而活动状况下血压过高者，也能识别"白大衣高血压"等，还能客观反映 24 小时血压动态变化。

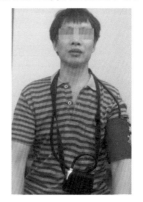

图 18-7　动态血压监测

动态血压监测主要用于：

1.患者的症状、心脑肾等器官损害与常规测量的血压值不符合；

2.排除隐匿性高血压；

3.用于观察血压的变化规律；

4.评价降压药物治疗效果是否满意，指导调整药物。

根据动态血压监测的结果诊断高血压，国内目前尚无统一标准。一般建议正常血压：24小时平均血压值低于130/80mmHg，白天均值低于135/85mmHg，夜间均值低于120/70mmHg。除了血压的数值外，血压的变化节律也很重要，正常情况下夜间血压均值应比白天低10%，呈"勺形变化"（图18-8）；如果降低不足10%，可认为血压昼夜节律减弱或消失。部分患者表现为"反勺形变化"，即白天血压正常，夜间血压升高（图18-9）。血压节律异常的患者更容易伴随高血压相关的靶器官损害。

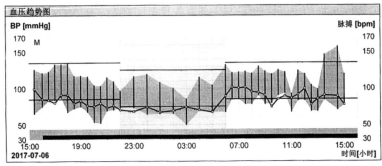

| ABPM总结 (2017-07-06 16:00 - 2017-07-07 16:00) | | | | |
| --- | --- | --- | --- | --- |
| 周期 | | 总的 | 早晨 | 白天 | 夜间 |
| 时间范围 | | 总的 | 06:00 - 06:00 | 06:00 - 22:00 | 22:00 - 06:00 |
| SBP/DBP 上限 | | ~130/80~ | -/- | 135/85 | 120/70 |
| SBP/DBP 加权平均 | | 116/72 | -/- | 122/76 | 106/65 |
| 脉搏 加权平均 | | 81 | - | 87 | 70 |
| 读数 | | 38 | - | 30 | 8 |
| 成功率% | | 97 | - | 97 | 100 |
| 收缩压/舒张压 白天/夜间 指数% | | 13/14 | | | |
| 早晨血压突变 | | 23 | | | |

**图 18-8  动态血压昼夜节律正常**

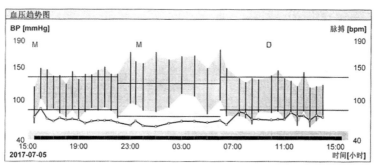

图 18-9 动态血压昼夜节律反常

| 周期 | 总的 | 早晨 | 白天 | 夜间 |
|------|------|------|------|------|
| 时间范围 | 总的 | 06:00 - 06:00 | 06:00 - 22:00 | 22:00 - 06:00 |
| SBP/DBP 上限 | ~130/80~ | -/- | 135/85 | 120/70 |
| SBP/DBP 加权平均 | 145/83 | -/- | 136/79 | 162/92 |
| 脉搏 加权平均 | 70 | | 72 | 65 |
| 读数 | 37 | - | 28 | 9 |
| 成功率% | 95 | | 93 | 100 |
| 收缩压/舒张压 白天/夜间 指数% | -19/-16 | | | |
| 早晨血压突变 | -4 | | | |

ABPM总结 (2017-07-05 15:30 - 2017-07-06 15:30)

## 参考文献

中国高血压防治指南修订委员会,高血压联盟(中国)中华医学会心血管病学分会,中国医师协会高血压专业委员会,等.中国高血压防治指南(2018年修订版).中国心血管杂志,2019,24(1):24-56.

第六节　超声心动图检查

超声心动图利用超声波的原理,结合电子计算机技术,提供心血管系统结构、心内血流和压力以及心脏功能等重要信息,能够实时、动态地显示心脏影像,无创伤,可以反复检查,简便快捷,为临床提供了大量的定性和定量诊断依据,现已成为必不可少的临床心脏病诊断技术。

超声心动图对许多心血管疾病具有决定性诊断意义,如心脏瓣膜病、心包积液、急性心肌梗死后并发症,能用于指导治疗、病情监测。床旁超声可以推至急诊室、监护室、手术室等,至患者床旁进行检查。

# M 型超声心动图

　　M 型超声心动图采用一维声束探测心脏和大血管的各层结构，将心脏和大血管随时间运动的变化情况用曲线形式显示出来，反映一维空间结构。目前已不单独使用，可作为重要的辅助手段。

# 二维超声心动图

　　二维超声心动图又称扇形扫描超声，可以观察心脏和周围大血管不同断面的解剖结构，实时观察心脏的运动情况，是其他类型超声心动图的图像基础。

# 多普勒超声心动图

　　彩色多普勒血流显像（CDFI）和频谱多普勒超声等技术，可进一步完善二维超声心动图的功能，用于血流方向的评价及血流速度的测量，判断心内分流、返流、狭窄，计算心内压力、压力阶差、瓣口面积、返流量，多与二维超声心动图结合。多普勒超声心动图包括：连续多普勒频谱（CW）、脉冲多普勒频谱（PW）、彩色多普勒和组织多普勒（TDI）。而二维超声心动图可反映心肌组织运动信号。

　　经胸超声心动图通过探头置于胸前不同部位、不同角度，显示不同心脏切面，每个切面中依次启动二维超声心动图、PW/CW 和 CDFI 模式，可评价并测量心脏各

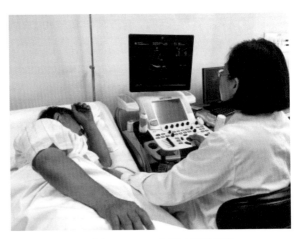

**图 18-10　心脏超声检查**

房室的形态、大小及运动，心脏瓣膜的形态、开放关闭、血流状态，心脏室壁的结构、运动以及心脏功能，主动脉、肺动脉的位置和宽度等信息（图18-10）。

近年来又发展了食管超声心动图、负荷超声心动图、三维超声心动图、心脏声学造影等新技术。

# 食管超声心动图

食管位于心脏后方，紧邻心脏和大血管。将超声探头置入食管内，从心脏的后方向前近距离探查其深部结构，避免了胸壁、肺气等因素的干扰，可显示出清晰的图像，弥补经胸超声心动图的不足。

# 负荷超声心动图

将超声心动检查与运动或药物负荷结合诊断，评估缺血性心脏病、心功能不全、心脏瓣膜病等。观察对比运动或药物负荷前后室壁运动、心功能、瓣膜病变的变化。

# 三维超声心动图

在二维切面图像和静态三维超声成像基础上，先用二维超声对心脏进行实时扫描，在每一方位获取一完整心动周期的全部信息，而后由计算机处理，建立动态三维超声心动图。用于立体观察心脏形态、确定心脏瓣膜病变性质、确诊心腔肿物等。

# 心脏声学造影

经血管注射含有或可产生微小气泡的声学造影剂，根据造影剂出现的部位、时间，观察有无心内分流。心肌灌注声学造影可以评价心肌血流灌注情况。

## 第七节　冠状动脉 CT 检查

　　冠状动脉 CT 检查是目前临床常用的筛查和排除冠心病的无创影像学检测技术。通过静脉注射含碘的造影剂后，通过多排螺旋 CT 对冠状动脉进行扫描，经计算机处理后重建冠状动脉影像，以了解冠状动脉病变情况。该检查虽然是一项无创性检查技术，但需要严格掌握适应证，需经心血管专科评估后再决定是否需要进行检查，避免滥用以减少放射线辐射和造影剂的不良反应。

## 冠状动脉 CT 检查能解决什么问题？

　　冠状动脉 CT 检查通过重建冠状动脉影像，能充分显示冠状动脉的形态学、结构情况，初步判断冠状动脉狭窄程度、病变长度及形态，评价冠状动脉斑块及其稳定性，指导介入治疗策略的选择。同时冠状动脉 CT 检查也能显示心脏的解剖结构以及心肌情况，可以通过软件处理评估心脏解剖和功能情况。

## 冠状动脉 CT 检查对疾病诊断有何临床价值？

　　1. 冠状动脉评估：对反复发作心绞痛症状、疑似存在心肌缺血或心电图异常的患者进行评估。

　　2. 严重冠状动脉病变缺乏其他评估方式时的随访评估。

　　3. 冠状动脉支架植入术冠状动脉及支架评估。

　　4. 冠状动脉搭桥术后冠状动脉、桥血管评估。

## 谁尽量不做冠状动脉 CT 检查？

　　1. 对含碘的对比剂过敏者：应尽量避免进行此项检查。对于必须进行此项检查的对比剂过敏者，应在严格抗过敏治疗后，在医师密切监测下进行；有过敏性休克病史者则禁忌进行此项检查。

2. 甲状腺功能亢进患者：对比剂中的碘可诱发甲状腺功能亢进未控制者发生甲状腺功能恶化、甲亢危象，应谨慎进行此项检查。对于甲亢病情控制良好的患者，若需要进行此项检查者，应密切监测甲状腺功能变化。

3. 心率过快不能控制者：冠状动脉 CT 检查需要心率控制在 70 次/分以下为佳，心率过快者一般需在检查前服用倍他乐克 25～50mg，需由医师决定服用剂量。

4. 严重心律不齐者：冠状动脉 CT 检查需要监测患者心电活动并能清晰分辨 QRS 波才能成功采集冠状动脉数据，严重心律不齐影响冠状动脉重建影像质量。一般双源 64 排或 128 排以上的 CT 影像质量受影响较少，成功率较高。

## 小贴士

### 冠状动脉 CT 检查有什么注意事项？

1. 检查者需签署知情同意。

2. 检查前禁食 4 小时，检查当日早上不要吃固体食物，可以喝水及进食少量流食（如粥、牛奶等）。

3. 检查者静息心率应控制在 70 次/分以下，心率过快者排除禁忌证后扫描前 1 小时口服倍他乐克 25mg。

4. 患者在检查前自行训练吸气后憋气 15 秒，憋气配合不好可能会影响检查结果质量。

5. 需要留院观察半小时，确认无过敏反应再离院。有些患者在检查后数天出现过敏反应引起的皮疹，应注意观察，必要时到医院皮肤科就诊。

6. 检查结束后多喝水，有条件者静脉输注生理盐水进行水化，促进造影剂排出，降低对比剂肾病发生。

5. 不能自主呼吸或者因神经、精神类疾病不能配合指令者：呼吸运动伪影是冠状动脉 CT 检查不成功的主要原因之一，要求患者必须神志清楚，能够配合指令，确保呼吸与扫描的良好配合。

6. 严重肝、肾、心功能不全者。

## 冠状动脉 CT 检查有什么局限性?

冠状动脉CT检查虽然是一项无创检查,但其仍存在放射线辐射和对比剂不良反应等问题。冠状动脉CT检查的质量受到患者心率、呼吸、配合程度以及扫描时项等因素影响,阅片医师的水平也影响了报告的准确性。对于严重钙化以及支架内的真实病变情况常难以准确估计,部分开口病变、短病变容易漏诊,冠状动脉搭桥术金属夹产生的伪影,可影响桥血管的形态学,尤其是管腔的评价。冠状动脉 CT 影像见 18-11。

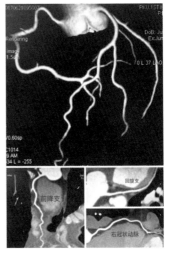

**图 18-11  冠状动脉 CT 影像**

## 第八节　颈动脉超声检查

颈动脉超声检查是评估颈动脉血管的无创检查,能清晰显示血管内中膜是否增厚、有无斑块形成、确定斑块的部位及形态、是否有血管狭窄及闭塞,还能分析颈动脉的血流动力学特点。通过早期发现颈动脉粥样硬化病变,使患者得到及时的预防和治疗。

### 哪些患者需要行颈动脉超声检查?

冠心病、高血压、血糖异常、血脂异常、颈动脉搏动减弱或消失、颈部听诊发现血管杂音、头晕、短暂性脑缺血发作、卒中和外周动脉粥样硬化等患者。

## 颈动脉超声检查前需要哪些准备？

尽量穿能充分暴露颈部的低领衣物，去除影响检查的颈部饰物，保持安静状态5～10分钟，在呼吸、心率相对平稳时进行检查。

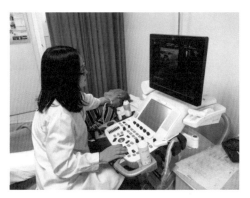

## 检查过程是怎样的？

患者取平卧位，颈背后垫枕，头后仰，暴露颈部。患者不能平卧

图 18-12　颈动脉超声检查

时可以采取坐位、半坐位。检查时患者一般不存在不适感。在脉冲多普勒检查时，超声仪器会发出"呜呜"的声音，这是血液流动时产生的多普勒频移信号，通过这种声音医师评估血管病变情况，整个检查过程大约需要10分钟（图18-12）。

## 颈动脉超声检查报告内容何为正常结果？

颈动脉超声检查一般包括颈总动脉、颈内动脉、颈外动脉的检查，以及二维实时显像、彩色多普勒血流显像、脉冲多普勒及频谱分析。正常结果：颈动脉血管内中膜无增厚、无斑块形成，颈动脉血管无狭窄或闭塞。颈动脉超声正常和颈动脉超声显示颈动脉斑块对比图见图18-13和图18-14。

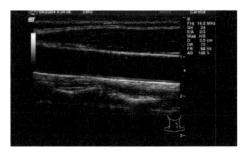

图 18-13　颈动脉超声正常

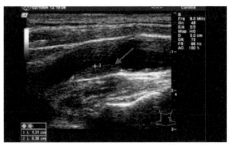

图 18-14　颈动脉超声显示颈动脉斑块（ʌ）

## 发现颈动脉疾病怎么办？

缺血性卒中常与颈动脉的斑块或狭窄相关。当颈动脉超声检查发现异常时，应该积极面对。颈动脉粥样硬化性疾病的治疗应以预防为主，首先应保持健康的生活方式，需要在医师指导下进行心血管疾病危险因素的评估，积极干预并控制心血管病的危险因素，如肥胖、吸烟、高血压、糖尿病、高脂血症等；有专科医师根据颈部血管病变的严重程度决定进一步治疗方案。

## 第九节　外周血管超声检查

外周血管超声是用于检查血管结构、血流是否正常的一项方法，被称为无创伤性的血管造影术。因为该项检查的简便、无创、可重复性等优点，目前已被列为常规体检项目。

## 外周血管超声检查包括哪些部位？

外周血管超声检查可以根据患者病情需要，对上、下肢血管、腹部脏器血管等不同部位进行检查。

## 外周血管超声检查前需要哪些准备？

尽量穿能充分暴露检查部位的宽松衣物，去除影响检查的饰物。为避免肠腔积气对腹部血管超声检查的干扰，在做腹部血管超声检查前需要禁食、禁水8小时以上。

# 检查过程如何？

医师会根据患者检查的部位采取相应体位，检查时患者一般不存在不适感。在脉冲多普勒检查时，超声仪器会发出"呜呜"的声音，这是血液流动时产生的多普勒频移信号，通过这种声音医师评估血管病变情况，每个部位的检查过程大约需要 10 分钟。

# 外周血管超声检查的作用？

外周血管超声检查能清晰显示血管的解剖结构、管腔内径及血流情况等。对静脉血管，超声检查可以观察静脉回流的情况、静脉瓣的功能、有无静脉血栓等。对动脉血管，超声检查可以观察血管病变的部位、范围、严重程度和斑块特征（图 18-15）。

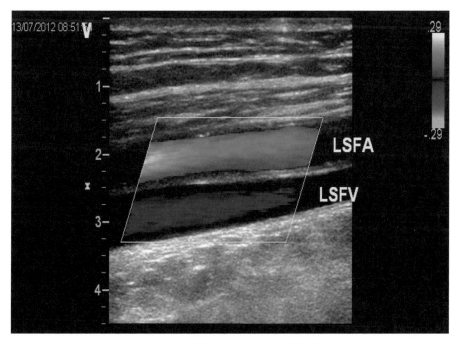

注：LSFA 左股浅动脉，LSFV 左股浅静脉。

**图 18-15 下肢血管超声检查**

# 呵护❤️健康

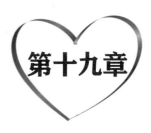

# 第十九章

# 心血管疾病的介入治疗

当冠状动脉存在明显心肌缺血、心肌梗死或冠状动脉 CT 发现严重冠状动脉病变，经过充分药物治疗仍反复出现心绞痛症状，则需考虑行冠状动脉造影检查，指导冠心病的血运重建治疗方式。主要包括冠状动脉介入治疗和冠状动脉搭桥术。其中冠状动脉介入治疗属于微创技术，创伤小，患者痛苦少，操作器械及技术成熟，是广泛应用的治疗手段。

## 第一节　冠心病的介入诊断和治疗技术

### 冠状动脉造影

#### 什么是冠状动脉造影?

冠状动脉造影是目前诊断冠心病可靠的方法，被称为"金标准"，简称"冠脉造影"。冠状动脉造影时，经患者上肢桡动脉或下肢股动脉穿刺，将一根直径约 1.62mm 的导管在 X 线透视指引下送至冠状动脉的开口处，分别向左右冠状动脉内注入含碘的造影剂以进行检查，观察冠状动脉形态以及血流的动态情况。冠状动脉造影可清楚地显示冠状动脉有无病变、病变的部位、范围及其狭窄的严重程度，为介入治疗和冠状动脉搭桥手术提供准确的血管解剖信息。

#### 冠状动脉造影有危险吗?

冠状动脉造影为成熟技术，造影过程中的风险相对较低，若医院具备相应的仪器设备，术者受过良好的训练，是比较安全的检查手段。但对于肾功能不全、有造影剂过敏者应谨慎。在进行冠状动脉造影前必须认真评估是否必须进行冠状动脉造影检查，严格掌握适应证和禁忌证。

尽管冠状动脉造影是一项微创性检查，安全性较高，仍需警惕相关并发症和手术风险。与穿刺相关的并发症常见穿刺部位的皮下淤血、血肿、假性动脉瘤、动静脉瘘等，一般通过局部压迫止血可吸收或好转。与含碘造影剂相关的并发症有急性肾损伤和过敏反应，手术前后常规输注生理盐水水化可保护肾功能、减少造影剂肾损伤；对于潜在过敏者，术前给予抗过敏治疗预处理，术后密切关注有无皮疹、瘙痒等过敏表现，及时发现及时处理。与患者自身因素或者操作相关的并发症有：血栓形成、动脉栓塞、动脉夹层、心律失常等。冠状动脉造影总体并发症风险相对较低。术前应充分评估相关并发症风险，做好保护措施，一旦出现相关并发症，及时进行处理。

## 冠状动脉造影术前需要做哪些准备？

1.术前需要完善相应常规检查，包括血常规、凝血功能、肝肾功能、电解质及感染筛查等，以及心电图、超声心动图、胸片等检查。

2.穿刺部位区域备皮：包括双侧腹股沟区及双上肢局部备皮。

3.术前医师应向家属详细解释手术的必要性、可能的危险及并发症，回答家属及患者提出的问题,得到患者及家属签署的冠状动脉造影手术知情同意书。

## 冠状动脉造影入路

冠状动脉造影一般通过上肢的桡动脉或下肢的股动脉进行。血管的选择一般取决于患者自身的血管条件以及手术医师的习惯。

上肢桡动脉是目前最常用的入路途径，右手桡动脉为最常用的穿刺血管，如果右侧穿刺不成功，也可以考虑左侧桡动脉穿刺入路。经桡动脉入路造影操作简单方便、技术成熟，局部伤口易于压迫止血，合并症发生率较低、术后无需卧床，患者舒适度高。

如果上肢动脉导管进入困难，则选择股动脉入路。或者已知患者冠状动脉病变严重，需要经股动脉入路进行介入治疗则考虑直接选择股动脉入路造影。股动脉入路术后必须卧床一定时间，给患者带来不便。目前有血管封堵或缝合器械，可减少股动脉穿刺部位并发症和卧床时间。

## 冠状动脉造影过程

冠状动脉造影必须在专门的导管检查室进行。患者进入导管室后平卧于导管床上，双手放在身体两侧，双腿伸直，由医师进行消毒和铺手术巾（单）。消毒及铺手术巾（单）后，患者的手不能触碰身上的手术巾（单），否则会污染手术区。医师进行穿刺局部皮肤麻醉，整个过程中患者是完全清醒的。做局部麻醉和穿刺血管时，患者可能会有一定程度的疼痛或不适，与平时输液时针刺的疼痛感相似，多可耐受。冠状动脉造影过程中患者无疼痛感觉。造影完毕手术结束后要拔除鞘管和压迫止血时可有轻微疼痛（造影图像见图 19-1）。完成止血和包扎伤口后，患者就可以被送回病房。

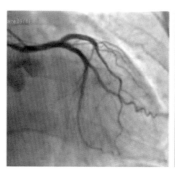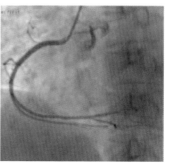

图 19-1　冠状动脉造影图像

### 冠状动脉造影有何注意事项？

经桡动脉穿刺入路造影的患者，术后一般要求穿刺侧腕部止血夹压迫、制动 6 小时即可，在此期间，医师一般每 2 小时放松 1 次止血夹，无需卧床。经股动脉入路进行冠状动脉造影的患者则需卧床 12 ～ 24 小时，穿刺侧的下肢应制动，具体时间根据每个患者的不同情况确定。如果股动脉穿刺点经过成功封堵或缝合后，穿刺侧的下肢制动时间可缩短至 3 ～ 6 小时，卧床时间也可相应缩短至 6 ～ 12 小时。卧床时患者不能自己抬起上身，不能弯曲穿刺侧的下肢，大、小便应在床上进行。术后需观察伤口局部有无出血，如上肢止血夹或下肢股动脉穿刺处包扎的纱布渗血，应及时通知医护人员。此外，还要注意手术侧肢体的颜色、温度及足背动脉搏动，患者有无肢体发凉、肿胀、疼痛等异常现象。术后嘱患者多饮水，医师会根据患者具体情况输注生理盐水水化治疗，以促进造影剂排出，减少造影剂的肾损伤。

# 冠状动脉介入治疗

完成冠状动脉造影以及其他对冠脉解剖或功能的评估、检查后，心血管介入医师会根据患者病情、患者及家属意愿等选择介入治疗策略。术前会签署知情同意书，并向患者及家属告知患者冠状动脉病变情况、介入治疗措施方案以及可能的手术风险和并发症，征得患者及家属同意后进行相应介入治疗。

冠状动脉介入治疗包括球囊扩张术（PTCA）和支架植入术（PCI）。球囊扩张是通过机械力量使狭窄部位的血管腔扩大，支架则把斑块挤压在血管壁上并保持血管内腔不发生回缩。通常在球囊扩张后植入支架（图 19-2）。单纯球囊扩张术后可发生急性血管闭塞导致的心脏事件，术后第 1 年的再狭窄发生率为 40～50%，远高于支架植入术。

### 冠状动脉支架的种类

支架形似弹簧圈，为网状结构，需根据病变血管的具体特点选择不同大小和型号。支架最初包裹在球囊上，通过球囊导管送达至病变

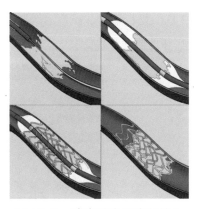

图 19-2　球囊扩张和支架植入

血管处，在体外加压可使得支架膨胀，从球囊上脱离并镶嵌在血管内壁。冠状动脉支架包括金属支架和可降解生物支架。金属支架多由镍钛合金、钴铬合金、铂铬合金或 316L 不锈钢等制成，与人体组织具有良好的相容性。

根据支架表面是否经过特殊涂层处理，又可以分为：金属裸支架和药物涂层支架。药物涂层的作用是抑制细胞增殖，降低再狭窄率。一般的金属裸支架术后再狭窄率为 20%～30%，药物涂层支架的再狭窄率在 10% 以内，目前临床更多使用药物涂层支架。聚乳酸材料制备的可降解支架欧美已经上市，远期疗效有待观察。临床研究显示，生物可降解支架的血栓事件发生率高，2017 年全球首个获批上市的雅培公司将可降解支架撤市。2019 年初，中国食品药品监督管理总局批准了国内研发的首个生物可降解支架上市，尚待长期临床疗效和安全性验证。期待随着材料学和制作工艺的改进，生物可降解支架将来能为冠心病患者提供更多治疗选择。

## 冠状动脉造影术中的影像学和功能学评估

1. 光学相干断层扫描成像

光学相干断层扫描成像技术（optical coherence tomography，OCT）利用近红外光及超灵敏探测技术融合计算机图像处理技术获得生物组织内部微观结构的高分辨图像，是目前分辨率最高、清晰度最好的冠脉内影像技术，用于评估冠状动脉管壁、斑块性质、病变范围，有利于优化介入治疗方案（图 19-

3）。OCT 穿透力较差，需要注射造影剂排空血液保证影像的质量，对评估冠脉开口病变有局限性。

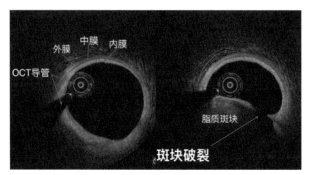

图 19-3　OCT 冠脉内影像

2. 血管内超声

血管内超声（intravascular ultrasound imaging，IVUS）利用微型超声探头通过导管技术送入冠脉内，发射超声波脉冲，然后接受来自组织的反射信号，传递到图像处理系统，形成不同灰阶的黑白超声血管图像（图 19-4）。IVUS 和 OCT 一样，可以评估冠脉管壁、斑块性质、病变范围，有利于优化介入治疗方案。与 OCT 比较，IVUS 不需要注射造影剂。

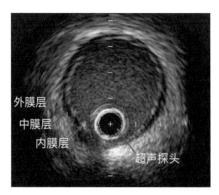

图 19-4　IVUS 冠脉内影像

3. 冠状动脉血流储备分数

冠状动脉血流储备分数（fractional flow reserve，FFR）是指冠状动脉狭窄存在时供给心肌的最大血流量与理论上无狭窄时最大血流量的比值，是评估冠状动脉血流的功能学和生理学指标。通过将压力导丝送至冠脉病变远端，注射腺苷或者 ATP，测量病变远端压力（Pd）和主动脉压力（Pa），计算 Pd/Pa，即 FFR。FFR 检测主要用于评价冠脉病变是否需要支架治疗，禁用于病窦综合征、Ⅱ/Ⅲ度房室传导阻滞未安装起搏器、哮喘、血压低于 90/60mmHg 的患者。

## 冠状动脉介入治疗的手术过程

首先，医师会送入导引导管到冠状动脉开口处，在 X 线透视的指引下，医师会将一条非常细的导引导丝送至病变的远端。一般需先送入球囊对病变进行预扩张。球囊扩张后再送入支架至预定部位后，释放支架，使之紧贴在血管壁上，使血管腔保持畅通（图 19-5 和图 19-6）。

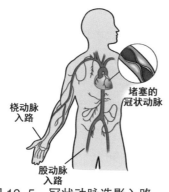

图 19-5　冠状动脉造影入路

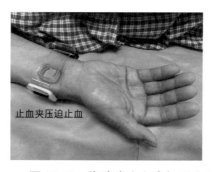

图 19-6　桡动脉止血夹加压止血

介入手术需要有经验的心血管介入医师进行，手术的成功率与患者的病变和术者的经验、手术技巧、器械选择均有关联。对于复杂的冠状动脉病变，常需要使用多根导丝、多个球囊、多个支架、不同的术式进行处理。需要术者根据具体情况进行处理。通常，术者和患者都会受到放射线辐射，相对于患者，介入医师长期接触放射线，会受到更多放射性辐射。

## 术后注意事项

冠状动脉介入治疗术后患者通常会被送回病房，病情严重或不稳定者需送至重症监护室密切观察治疗。介入治疗术后需要密切监测心电图、血压、心率等生命体征，关注患者临床症状。如有胸闷、胸痛、头晕等不适症状，应及时通知医护人员，以便及时发现问题。介入治疗手术前后为了预防血栓，使用抗凝、抗血小板药物较多，剂量较大，需要警惕出血问题。由于对比剂的渗透利尿作用，术后患者可大量排尿，此时应注意多饮水，量出为入，预防低血容量。术后通常静脉点滴生理盐水 500～1000ml 水化，预防对比剂导致的肾损害。

### 重视冠心病二级预防

接受冠状动脉介入治疗后，长期服用药物和保持健康生活方式是最重要的治疗措施。部分患者介入治疗术后因自我感觉良好，不听从医嘱，没坚持服药甚至停药，未改变以往不良的生活方式，将可能再次出现急性心肌梗死、心绞痛、支架再狭窄、猝死等悲剧。

介入治疗术后冠心病二级预防需要长期规范化管理！如无特殊情况，阿司匹林联合氯吡格雷或替格瑞洛抗血小板至少 1 年，出血高危患者至少坚持半年。1 年后需要心血管医师重新评估病情后再决定如何使用抗栓治疗药物；对于消化道出血的患者，应及时就诊，由医师决定进一步治疗方案。若病情稳定，无支架再狭窄或出现新的不稳定病变，可改为单独服用小剂量阿司匹林，无特殊理由不应停用；长期坚持服用他汀、β 受体阻滞剂、血管紧张素转换酶抑制剂等治疗，以延缓冠心病进展、预防心血管事件、降低死亡率。所有支架术后患者，即使病情稳定，应于术后 6～12 个月在心血管医师指导下定期评估和随访。

## 第二节　心脏电生理检查

## 为何要做心脏电生理检查？

心脏电生理检查是了解心脏电活动最准确的检查，比普通心电图检查能获得更多的信息，进行射频消融术治疗心动过速前通常需要先行心脏内电生理检查。

## 心脏电生理检查过程

心脏内电生理检查是一项有创性检查，先经皮穿刺静脉、动脉血管，沿着

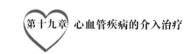

血管将 1 根至几根导管在 X 线指引下放置在心腔内的不同部位以记录局部的电活动。根据导管的心电信号或通过电刺激获得心电信号，了解心脏传导、起搏的各种异常，检查心律失常的阻滞部位、心动过速的"起源点"、进行药物选择和药物评价等。在电生理检查过程中，由于程序刺激可能诱发心动过速，所以患者会有类似平时发作时的心慌等感觉。

## 心脏电生理检查后注意事项

电生理检查结束后，如果需要进行射频消融手术，则可通过已建立好的血管通路进行，个别情况下需要穿刺新的部位植入新的鞘管以完成手术。如果无需进行射频消融治疗，则撤出体内的电极导管，压迫穿刺部位以止血，然后用无菌纱布包扎，沙袋局部压迫，患者回病房后平卧 8 ～ 24 小时，如穿刺为股静脉或股动脉则需保持穿刺的大腿制动，以免穿刺点出血。正常进食，大、小便应在床上进行。家属及医护人员定时观察患者穿刺部位情况及全身情况。

## 第三节　射频消融手术治疗

经导管消融手术是目前治疗多种快速性心律失常的常用微创介入治疗方式，按照消融能量的来源不同，可分为射频消融、冷冻消融和超声消融等，其中最常用的是射频消融治疗。目前主要应用于阵发性室上性心动过速、心房扑动、心房颤动、房性心动过速、频发室性早搏、室性心动过速等心律失常的治疗。经心脏电生理检查明确诊断且有射频消融治疗指征的心动过速患者，可以行射频消融术治疗。

## 射频消融术前需做哪些准备？

所有准备行射频消融治疗的患者均应行术前准备。术前医师必须得到患者及家属签字的介入治疗手术知情同意书，并详细解释手术的必要性及可能的危险性，回答家属及患者提出的问题。术前通常需进行血常规、凝血功能、肝肾功能等常规检查；局部备皮、抗菌药物皮试等。另外，与本手术相关的特殊检查，如超声心动图、胸部 X 线片、心电图等。术前准备工作通常在手术前 12～24 小时进行。术前绝大多数患者需要停服抗心律失常药 3～5 天；对于在等待手术期间发生的心律失常，最好采用非药物方法进行终止，因为术前服用过多的抗心律失常药物可能会影响手术中对病变部位的判断，甚至无法在术中诱发心律失常，而导致手术无法进行或失败。

# 射频消融手术过程

射频消融手术是医师在患者身体外操纵导管将患者心脏内"多余"或异常的通道打断而消除心律失常的一种微创手术。对于成人和可以合作的大孩子，通常采用局部麻醉，所以整个过程中患者是完全清醒的。对于不能合作的小儿，则需行全麻。行局部麻醉和穿刺血管时，患者可能会感到一定程度的疼痛，但并不严重。射频消融手术时，通常要在心脏内放入 3～4 条电极导管。一般医师会使用大腿部位的股静脉和股动脉以及前胸部或颈部的静脉血管。经电生理检查和标测确定引起心律失常的部位后，医师将对病变进行消融治疗。消融过程中可能会感觉到胸痛、心脏烧灼感等不适，都是正常现象。消融完成后，医师会重复电生理检查以确定消融效果，成功的消融手术后的电生理检查不能再诱发出原有的心律失常。手术结束后撤出导管，拔出鞘管、加压止血及包扎伤口。

# 射频消融术后注意事项

手术后回到病房，如果进行的是阵发性室上性心动过速的射频消融，患者即可进食及喝水。有些患者因害怕术后大、小便不方便而不愿进食及喝水是错误的，饥饿及脱水会造成更为严重的后果。如果接受的是房颤射频消融术，则需要等待 1～2 个小时后才可进食。由于术后卧床及术前长时间禁食，术后可能会有恶心、腹胀、腹痛等情况，手术后不宜吃得过饱，不宜喝奶制品或生冷食物，应进食容易消化的食物，如粥类或汤类的食物，待可下床活动后再正常进食。对于全身麻醉的儿童，应在完全清醒后再进食及喝水。

术后患者一定要卧床，对于仅穿刺了股静脉的患者，术后穿刺一侧下肢应制动 4～6 小时，整个卧床时间为 6～12 小时；对于同时穿刺了股动脉的患者，手术一侧的下肢应制动 6 小时，整个卧床时间为 18～24 小时。不同的患者，具体卧床时间由医师根据每个患者的不同特点来确定。在卧床的前 4～6 个小时，患者不能抬头、不能弯曲穿刺的下肢，也不能侧卧，大、小便应在床上进行，以防穿刺部位出血。

手术后需要观察伤口局部有无出血，如包扎的敷料有渗血，应及时通知医护人员。此外，还要注意包扎侧肢体的颜色以及有无明显发凉或疼痛等异常现象。射频消融手术后，通常需要进行心电监护 12～24 小时。术后有可能需要继续服用抗心律失常、抗凝药物等，具体情况需根据心律失常的类型由医师决定。手术后随访时间可由医师根据具体情况决定。

# 射频消融手术并发症

射频消融手术的并发症发生率低于 1%，手术死亡更少见。概括来说，射频消融治疗的危险性可分为两大方面，即与射频导管操作相关的并发症和与穿刺血管相关的并发症。前者包括：心脏组织结构损伤，如心脏穿通、冠状窦破裂等造成的心包填塞；完全性房室传导阻滞，主要见于房室结双径路及间隔旁道的射频消融；急性心肌梗死及主动脉瓣关闭不全。后者包括：股动脉损伤，如出血、血肿、血栓形成及假性动脉瘤等；股静脉损伤，如股静脉血栓形成；锁骨下静脉穿刺相关的并发症，如气胸、血胸等；动静脉瘘，包括锁骨下动静脉瘘、股动静脉瘘；栓塞，包括肺栓塞、脑栓塞等体循环栓塞。

随着技术和器械的进步，射频消融手术的成功率较高及安全性良好。比如对于阵发性室上性心动过速，单次射频消融手术的根治率在 95% 以上，严重并发症的发生率不足 1%。房颤等复杂心律失常，单次射频消融的成功率为 60%～80%，因操作者的经验和技术水平而异，复发率可达 40% 以上，有可能需要二次、三次或更多次的手术以实现好的疗效。

总体来说，射频消融手术是一种创伤小、安全性好、可以根治多种快速性心律失常的有效手段，在临床中的应用将会越来越广泛。

## 第四节　　　起搏器植入术

### 什么情况需要植入起搏器？

　　主要用于治疗缓慢性心律失常（详见第九章），但并非所有的缓慢性心律失常都需要接受起搏器治疗。通常，有症状的心动过缓需进行评估是否应植入起搏器。严重的心动过缓会减少心脏对其他器官的供血量，常常引发相应的缺血症状。例如，心动过缓引起的大脑供血不足，会导致头晕、黑矇、晕厥等症状。此外，缓慢的心率也会引起如乏力、胸闷和气短等全身性症状。

### 起搏器的工作原理和分类

　　心脏起搏器包括两个部分：起搏器（脉冲发生器）和电极导线。脉冲发生器会根据设定的程序发放心电信号，心电信号经过电极导线刺激心脏，引起心脏的收缩。植入起搏器相当于植入了人工的窦房结和房室结，在自身窦房结或房室结工作不正常时，起搏器就可以行使窦房结或房室结的功能。

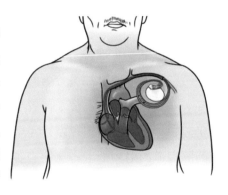

图 19-7　起搏器治疗

　　一般将起搏器埋置于左或右前胸的皮下，连接起搏器与心肌的电极导线走行于血管内（图 19-7）。人工心脏起搏器根据电极导线的放置位置分为心房起搏和心室起搏；根据在心腔植入电极导线的数量分为单腔、双腔起搏器。单腔起搏器仅放置右心室电极，主要用于持续性房颤患者合并长间歇或慢快综合征；双腔起搏器放置右心房电极和右心室电极，更符合生理需要。在双腔起搏器右心房和右心室电极的基础上，再增加一根左心室起搏电极，称三腔起搏器（CRT），主要用于严重心力衰竭、左右心室不同步、经充分药物治疗仍有明显症状的患者，通过心脏再同步化治疗改善心功能，延长生命。对于需要安装植入式心脏复律除颤器（ICD）的室速、室颤高危人群合并心脏衰竭或者其他严重心脏病时，可考虑安装具有除颤功能的三腔起搏器（CRT-D）。

# 起搏器植入术

## 术前准备

起搏器植入术前需要进行一些检查，包括血常规、凝血功能、肝肾功能、超声心动图、胸部 X 线片、心电图以及动态心电图等。其中心电图和动态心电图尤为重要，不仅是心律失常的主要诊断依据，还便于术后分析起搏器功能。为减少囊袋感染，手术前还应局部备皮、彻底清洁皮肤。出血高危的患者需要在术前停用抗栓药物以降低局部出血风险，应由医师依据患者的具体情况，决定是否停用及停用时间。

## 手术过程

起搏器植入手术一般采用局部麻醉的方式，患者的意识在术中完全清醒。起搏器一般安装在患者左侧或右侧前胸部。患者进入导管室后，脱去上衣平卧于手术床上，医师对前胸部消毒和铺手术巾（单），局部麻醉后，穿刺锁骨下静脉或腋静脉并植入鞘管，切开皮肤，切口通常为 4～6cm；医师制作容纳起搏器脉冲发生器的囊袋；经已植入的鞘管寻找合适的电极安放部位；找到合适的起搏位置后，固定电极导线，测定需要的电生理参数，再将电极导线与脉冲发生器连接在一起埋在已经制作好的囊袋中；确定电极导线在心脏内位置合适且牢固后，缝合皮肤，包扎伤口。更换起搏器电池的患者通常不需更换电极，仅需更换起搏器并进行各生理参数测定、调试。

## 术后注意事项

### ★ 术后早期注意事项

患者返回病房后，为减少出血、预防电极移位，通常在起搏器植入的皮肤表面放置沙袋进行局部 4～6 小时的压迫，术后 24 小时上半身制动，伤口换药后才可下床活动。在此期间，应避免植入起搏器一侧肢体大幅度、剧烈活动。术后可出现伤口部位疼痛、瘀斑和对应上肢肿胀。

### ★ 术后长期注意事项

1. 合理运动：患者术后制动完成后，就可以坐起和活动；伤口愈合后可以进行轻度上肢和肩关节活动，应避免过度用力。出院后患者可根据自己的体力情况进行体育锻炼，应避免起搏器同侧上肢剧烈活动和负重；手术 1～2 个月后上肢活动可高举过头、手能摸到对侧耳垂。

2. 植入起搏器后患者不能接触、靠近的环境与设备：起搏器是一种电子设备，可能会受到周围电磁的干扰，影响其发挥正常功能。所以植入起搏器后，不能接触漏电的电器用品、高压传送线附近的电磁场、高功率的电设备、磁铁、产生磁力的游戏机、自动麻将桌；不要用重物压迫起搏器旁的导线，不要经常触摸、按摩安置起搏器的部位；不要使用电浴盆。尽量避免核磁共振检查及避免用高低频治疗仪、磁力按摩仪、电针灸治疗、钴放射治疗、透热疗法等。起搏器植入后可正常使用电话、手机、微波炉等家用电器。

目前，核磁兼容起搏器已在临床使用，安装后可以进行核磁共振检查的起搏器。在核磁共振检查前需要程控调整起搏器的部分参数，将起搏器切换到核磁兼容模式，待检查结束后，再调回普通工作模式。

3. 术后长期随访：主管医师应在患者出院前告知起搏器的工作方式和工作参数，如起搏器的起搏频率、电压、脉宽等数值，以及出院后如何进行起搏器随访。安装永久起搏器后，会拿到一张临时起搏器注册卡，大约 3 个月后患者会得到生产厂家发放的正式起搏器注册卡（通常注册卡是生产厂家通过医院交给患者的）。患者应妥善保管好注册卡，保质期内起搏器一旦出现故障需要使用此卡进行起搏器维护和调试。患者务必留下长期有效的联系方式，以便医院发放正式起搏器注册卡和术后定期随访。

4. 起搏器的寿命：起搏器的使用年限与其型号和耗电量有关，电池寿命一般在 5 年以上，即在完全由起搏器起搏心跳的情况下可以连续工作至少 5 年。下列情况可能影响起搏器的寿命：起搏器单位时间内工作的次数、起搏器起搏参数、起搏方式（单腔 / 双腔）。起搏电压越高，耗电量越大，电极折断或绝缘层破损也会造成电池加速耗竭。随访时，医师会根据情况调整起搏器的参数以节省电能，延长起搏器使用寿命。临近起搏器保质期时，患者应增加到医院随访的频率，监测起搏器电量消耗情况，以便确定起搏器更换的时间，避免因起搏器电量不足、起搏功能下降而发生心血管事件。

## 参考文献

Kusumoto FM，schoenfeld MH，Barrett C，et al. 2018 ACC/AHA/HRS Guideline on the Evaluation and Management of Patients With Bradycardia and Cardiac Conduction Delay. Circulation，2018. [Epub ahead of print]

## 第五节 植入式心脏复律除颤器

　　有些快速性室性心律失常一旦发生，就可能是致命性的，如心室颤动、尖端扭转型室速等，当发生这些心律失常时，除颤仪的及时应用是一种有效的救命手段。但除颤仪一般只有医院内才有配备，不能随时带在身边，对于那些反复发作致命性室速、室颤的患者，充分的药物治疗效果不佳时，需考虑植入式心脏复律除颤器（ICD）治疗。ICD 相当于一台能够安装在患者体内的全自动除颤仪。ICD 能在几秒钟的时间内识别出致命的心律失常并自动采取措施，挽救患者的生命。

　　ICD 主要应用于反复发生致命性室速和室颤、充分药物治疗效果不佳的患者。在患者出现致命性心律失常之前，结合相关临床证据预判其发生致命性心律失常的可能性，从而决定是否需要预防性的植入 ICD，比如有陈旧性心肌梗死病史、左心室射血分数较低、心功能很差的患者，容易出现恶性心律失常，从而发生猝死，这类患者需要植入 ICD，以延长他们的寿命，减少猝死发生率。

　　ICD 的外观类似普通起搏器，只是体积较普通起搏器大。ICD 植入的手术过程、术后注意事项及随访和普通起搏器基本一致（详见本章第四节）。随着技术的进步，已开发出全皮下ICD（S-ICD），无需将导线经血管植入心脏，操作更加方便，植入手术也更简单（图 19-8）。

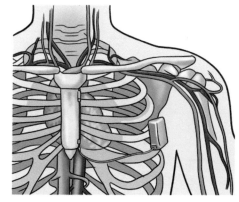

**图 19-8　全皮下植入式心脏复律除颤器（S-ICD）**

### 参考文献

1.Neumann FJ，sousa-Uva M，Ahlsson A，et al. 2018 EsC/EACTs Guidelines on myocardial revascularization. Eur Heart J，2019，40（2）：87-165.

2.《中国冠状动脉血流储备分数测定技术临床路径专家共识》专家组 . 中国冠状动脉血流储备分数测定技术临床路径专家共识 . 中国介入心脏病学杂志，2019，27（3）：121-133.

呵护❤健康

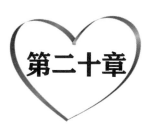

# 第二十章

# 冠状动脉搭桥术

冠状动脉搭桥术，又称冠状动脉旁路移植术，英文缩写为CABG，是冠状动脉血运重建的重要方式，目前在多数大型医院已经广泛开展，是非常成熟的心脏外科手术。对于严重冠状动脉病变行介入治疗风险高、效果不好的患者可考虑行冠状动脉搭桥手术。

# 什么是冠状动脉搭桥术？

冠状动脉搭桥手术对于冠状动脉血运重建效果好，但毕竟属于有创外科手术，需要全身麻醉、气管插管下进行，围手术期风险较高，因此需要严格掌握手术适应证和禁忌证。

取患者自身的大隐静脉、乳内动脉或桡动脉，开胸在体外循环下将移植血管从主动脉根部"架接"至病变血管的远端，使血液经"架接"的血管从主动脉直接输送血液至血管病变远端心肌（图 20-1 和图 20-2）。

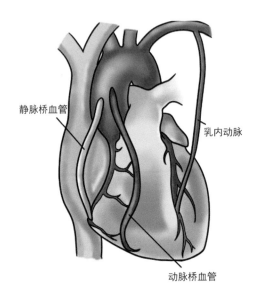

图 20-1　冠状动脉搭桥术示意

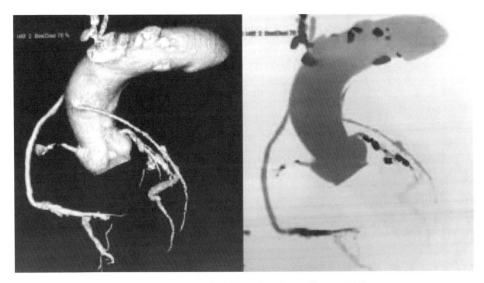

图 20-2　冠状动脉搭桥术后桥血管 CT 影像

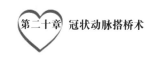 

# 什么情况下考虑行冠状动脉搭桥术?

1. 左主干病变（狭窄 ≥ 50%）或左主干等同病变，即前降支和回旋支起始部狭窄 ≥ 70%；

2. 二支、三支病变（狭窄 ≥ 70%），合并左心功能不全，不适合行支架术者；

3. 介入治疗失败后紧急冠状动脉搭桥术；

4. 介入治疗后发生再狭窄；

5. 严重冠状动脉病变合并室壁瘤、合并心脏瓣膜病需同时行换瓣手术、急性心肌梗死后室间隔穿孔、心脏破裂等需施行心脏手术者。

# 冠状动脉搭桥术可能发生的危险

虽然冠状动脉搭桥术创伤较大，但为成熟的心脏外科常规手术，并发症和死亡率很低。冠状动脉搭桥术后可出现各种并发症，常见的并发症包括出血、伤口感染、肺部感染、脑卒中、心肌梗死等，相关医师会有相应的预防措施和治疗手段。随着科学技术的不断发展，各脏器的保护措施不断改进和完善，并发症的发生也会越来越少。

# 冠状动脉搭桥术后是否应坚持药物治疗?

有些患者认为冠状动脉搭桥术治疗后，冠心病已经得到根治，这是一种错误的观点。接受冠状动脉搭桥术治疗后，仍然需要长期规范化管理冠心病，给予二级预防，延缓和防治冠心病的并发症。坚持服用阿司匹林、他汀类、β受体阻滞剂、血管紧张素转换酶抑制剂等冠心病二级预防用药，定期到心血管内科和心脏外科医师处就诊并进行评估。

## 参考文献

Neumann FJ，Sousa-Uva M，Ahlsson A，et al. 2018 ESC/EACTS Guidelines on myocardial revascularization. Eur Heart J，2019，40（2）：87-165.

# 附录：作者速查